大展好書 好書大展

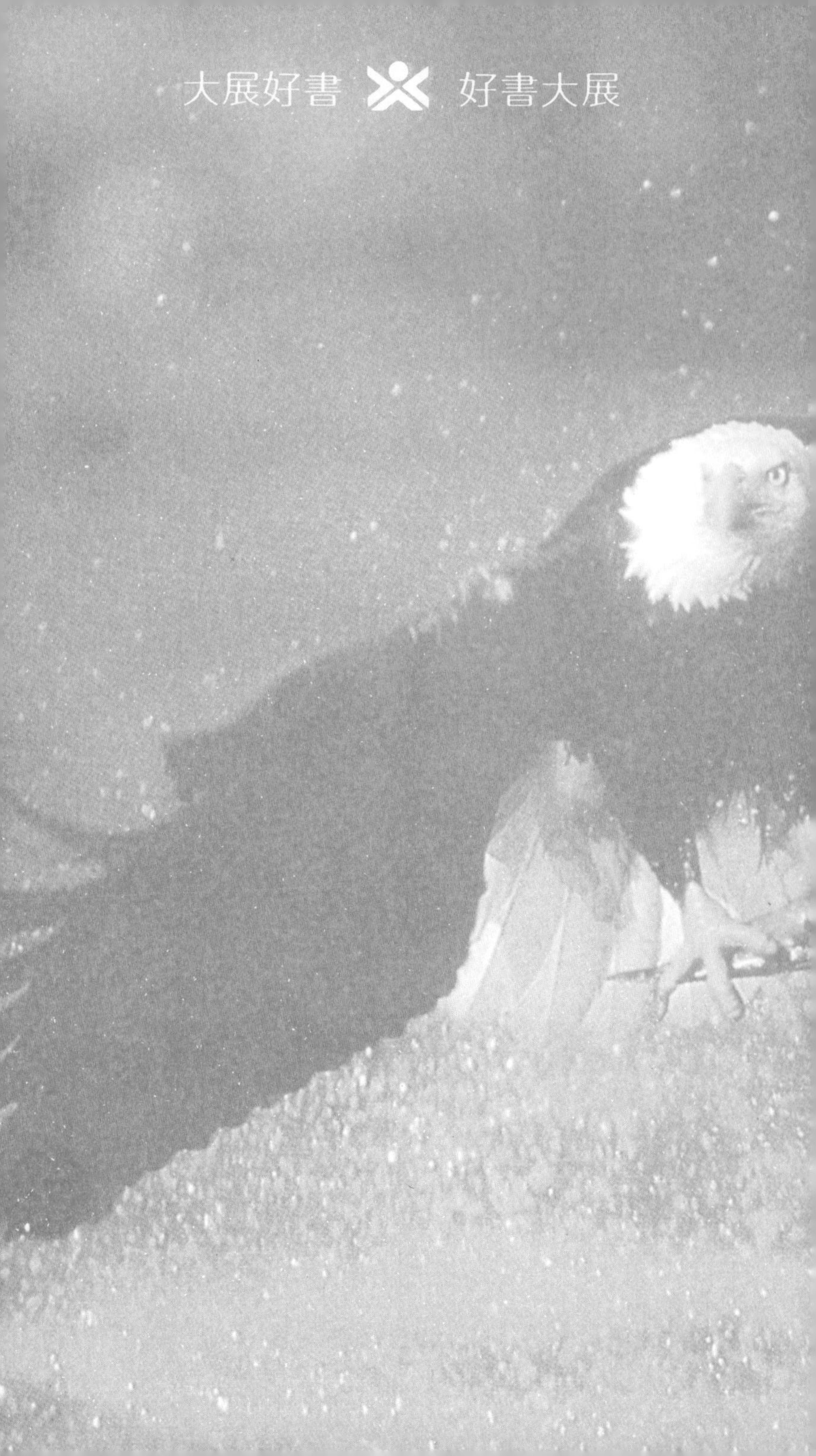
大展好書 好書大展

大豆卵磷脂長生寶典

大野秀隆／著
劉雪卿／譯

28
健康天地

前言

打打高爾夫球、到餐廳喝一杯……最近，中高年齡者聚會時最常談及的話題，就是「健康」或「健康法」。

大家都知道，日本現在是「世界第一長壽國」，而長壽國的人三人行時最常見的話題竟是「健康的智慧」，原因何在呢?因為雖然是第一長壽國，但是工作旺盛年齡層的人，卻為癌症、高血壓、心臟病、糖尿病、腦中風，以及其他內臟疾病、肥胖而感到煩惱，對於「自己將來會不會罹患痴呆症」也倍感不安。這就是對「成人病時代」的不安。

對於這種「非健康長壽國」的現狀，有的人稱作「一億總半健康時代」，也有人揶揄是「一億總半病人時代」。當然，這受包括每天的飲食在內的生活環境影響極大。

尤其是在夜晚的性生活方面感覺力不從心的人，話題就聚集在蝮蛇、鼈、大蒜等滋養強壯劑上頭。但是，如果認真看待中高年齡層的健康狀況，現在的滋養強壯雖然重要，可是真正重要的是，能不能在三十年後、四十年後還過著健康的日常生活，而現在到底應該做什麼。這才是「認真考慮自己的健康」。

以這個意義來看，最重要的就是不能罹患會在六十歲～七十歲時縮短壽命的疾病，所以現在就要開始努力。

最近，初老的人之間流行著「廟宇參拜團」等，這些旅行團參拜的目的是祈禱避免老人痴呆或變成臥病在床的人。但是，我相信參加的人心裏都明白，這不過是一種「自我安慰」的心理作用罷了。

在東京世田谷區就發生兩起老人悲劇。其一是有位八十三歲老先生，於妻子死後獨自守在她遺體旁十天，被發現時已奄奄一息，瀕臨死亡邊緣。

另外一件是有對八十四歲與八十二歲的老夫婦，遠從北海道來此討生活，做丈夫的罹患老年痴呆症，無法與周圍的人和睦相處，於是他心想，如果殺死妻子的話，就能回北海道了，因而殺死妻子……類似的悲劇，每天不斷在全國各地重複上演。

然而，悲劇不只發生在老人身上，在報紙的訃聞欄中，經常出現五、六十歲，精力還很旺盛的死者，其死因幾乎都是心肌梗塞造成的心不全、腦內出血、腦梗塞等腦中風疾病。

世界第一長壽國的日本，在平均壽命八十多歲的今日，五、六十歲就死亡，對日本人及周遭的親朋都是相當遺憾的事。因此，從中高年齡開始就必須注意，多加努力，以免未享天壽就一命嗚呼，這樣才是真正的健康。

那麼，到底有哪些疾病會造成壽命突然縮短呢？

〈腦中風〉　腦內出血、蛛網膜下出血、腦梗塞、腦血栓等。（一旦罹患，死亡例非常多。即使恢復了健康，或多或少都會留下後遺症，成為纏綿病榻的老人，或是變成血管性痴呆老人。）

〈心不全〉　狹心症、心肌梗塞等虛血性心臟疾病及心臟肥大。（所謂心臟麻痺。突然導致死亡。）

〈痴　呆〉　早年性痴呆、血管性痴呆老人等。

這些都是令一般人內心感到不安、恐懼的疾病，它們的共通點就是「血液與血管」方面的疾病。

美國芝加哥大學的卡茲教授曾說：「人類只要沒有動脈硬化的現象，能夠活到一百五十歲。」同時又說：「人類只要血液乾淨，血管隨時都能保持強壯，則不會罹患動脈硬化。」

自古以來，大家都有這樣的概念——「血液乾淨（血液淨化）為健康的第一條件」，那麼具體而言，如何才能使血液乾淨，不會污濁惡化呢？相信很多人都對此感到疑惑。

血液污濁是因為體內「過多的脂肪」——使血液變得具有黏性、混濁、骯髒、惡化，造成整體的「代謝」不良。如果能夠巧妙地處理掉過多的脂肪，常保血液乾淨，就能防止動脈硬化的發生，這是維持中高年健康最好的方法。

人類的身體是由科學的構造創造出來的，因此考慮健康問題時，最重要的就是參考物理學、化學、生物學、生理學、醫學、藥學等科學的理論。

而今，造成縮短壽命的疾病的原因，就是體內「過多的脂肪」作惡所造成，這是經由科學研究明白的事實。因此，不使過多的脂肪在體內積存的飲食生活，再藉助營養輔助食品的功效，才能有效維持健康。

本書會簡單明瞭地解說「過多的脂肪」的處理方法，同時指出一般人對健康的誤解及錯誤觀念，希望各位能快樂、開朗地過「長生」生活。

目錄

第二章　什麼是身體所需的優良卵磷脂

大野博士的「大豆卵磷脂健康談」

第三章　今日「卵磷脂不足」已成為嚴重問題

高齡化社會與病態的老化、成人病

第四章　擁有乾淨的血液是健康的條件

卵磷脂與膽固醇的生理作用

第五章　由疾病別看神奇的「卵磷脂效果」

擊退可怕成人病的卵磷脂

第一章

卵磷脂是「成人病」的救世主

「卵磷脂」是什麼？

■二十年前在美國遇到了「卵磷脂」！

知道我長時間研究卵磷脂的人，經常會問我：「你怎麼會對卵磷脂如此感興趣呢？」或是：「你是如何遇到卵磷脂的？」

因此，在進入正題前，我還是先來談談這方面的經驗吧！

我原本就對「健康食品」很感興趣，大約二十年前，也就是日本的「飽食時代」開始，以健康觀點而言，這不是什麼現象。所以，我一直在想，對這樣的時代而言，必須的健康食品是什麼呢？

後來，因爲工作的關係我去了美國。在外國經常走動，尤其是在美國，有很多從事研究的朋友，這當中也有長年研究健康輔助食品的學者。

當時，美國百姓已有「健康志向」的傾向，可以說是「健康食品」的時代，健康意識極高。我曾與一位學者談起日本的健康、飽食問題，他告訴我：

「美國也有同樣的煩惱。美國人以肉食爲主，擔心其弊端的人基於健康意識，對於每天所吃的東西形成健康志向。大野先生，你應該知道，現在美國非常流行健康輔助食品，這種風潮最能表現美國人的『健康意識』。」

他還說：「現在在健康志向極强的美國人之間，最受歡迎的食品就是液狀的『大豆卵磷脂』。」

大豆卵磷脂裝在透明的膠囊中，呈「淡淡的、透明的琥珀色」，真是賞心悅目。這就是我與卵磷脂「初遇」的經驗。

於是，在博士的介紹下，我前往生產卵磷脂原料大豆的美國各地去觀摩。

所謂百聞不如一見——在那兒，映入我眼簾的是一望無際的大豆田。我實在是找不出適當的言語來說明內心的感受。總之，那是國人難以想像的廣大農場，大豆沐浴在燦爛的陽光下……。

站在無邊無際的廣大大豆園中，我深受自然的恩惠、自然深不可測的力量……，一種難以言喻的自然偉大所感動，這就宛如昨天的事一般。

就在這一瞬間，我深受大豆卵磷所吸引。

「在這所看到的，都是天然的、真正的東西……。從這種大自然恩惠所成長的美好大豆中抽取出的卵磷脂，一定有助於我們的健康。飲食生活追求歐美化的國人，也必須要注意到這一點。」

這是我當時的感覺。亦即在飽食時代之始，身爲一位研究者直覺感受到要認真考慮今後國人的飲食生活方式。

於是，我孤注一擲，開始研究大豆卵磷脂——就這樣日以繼夜地研究。在美國，卵磷脂十分的普及，種類繁多。不過，在當時國內幾乎不見卵磷脂這個字眼。

從此之後，我開始收集各種卵磷脂，不論是液狀、顆粒狀，從各方面展開研究。老實說，真是到了廢寢忘食的地步……。結果，我充滿信心地完成了「液狀卵磷脂・健康U」，令將卵磷脂介紹給我的美國醫學博士都震驚不已。

■「卵磷脂」所構成的細胞膜片的秘密

在此爲各位簡述大豆卵磷脂爲何物。關於其效用，將於後段詳細說明。

卵磷脂的正式學名爲「磷脂質」，英文爲「Lecithin」。世界首先發現卵磷脂的人，乃是法國的化學家，他在一八八四年成功地從蛋黃中分離出卵磷脂來。

此外，在半世紀前，也發現大豆中含有大量的良質卵磷脂。

大豆磷脂質（大豆卵磷脂）別名「複合磷脂質」，是由磷脂酰膽鹹、磷脂酰肌醇、磷脂酰絲氨酸、磷脂酰乙醇胺等複數磷脂質所構成的。

但是，在大豆卵磷脂被發現的半世紀時間內，大家都知道，近代科學發現了很多新事實，同時，也從其對人體的作用中得知很多新的事實。其中之一，就是關於「細胞膜的構造」之研究。細胞膜到底是由何種物質所構成的呢？

人體約由六〇兆個細胞所構成，細胞各自形成「膜」加以區分。細胞在各細胞單位中無法生活，必須透過區分的膜吸取必要的營養物才能夠生活。

具有這種性質的細胞膜，到底是由何種物質所構成的呢？經由持續的研究，到了近年終於了解到：

「這種膜是由稱爲『卵磷脂』的物質，以雙重構造的方式形成膜片。」

了解這個事實，可說是近代科學的一大成果。

■使「水與油」交融，阻隔有害物

然而，這個「膜片」（圖I）具有何種構造呢？根據以往的研究，知道卵磷脂的脂肪部分互相附著排列，就好像人的腳似的，突出兩條脂肪酸。其中一條是飽和脂肪酸，另一條是不飽和脂肪酸。在腳的前端有磷酸膽鹼。亦即脂肪酸的「腳」有膽鹼的頭附著的形態，另一項要點，就是「膜片的性質」。

區分各個細胞的膜，亦即細胞膜具有非常有趣的性質，簡言之，即是使「水與油交融」。在我們日常生活的常識中，認為「水與油」是相反的代名詞，然對細胞膜炎而言，則完全不同。

圖I　細胞膜（原形質膜）

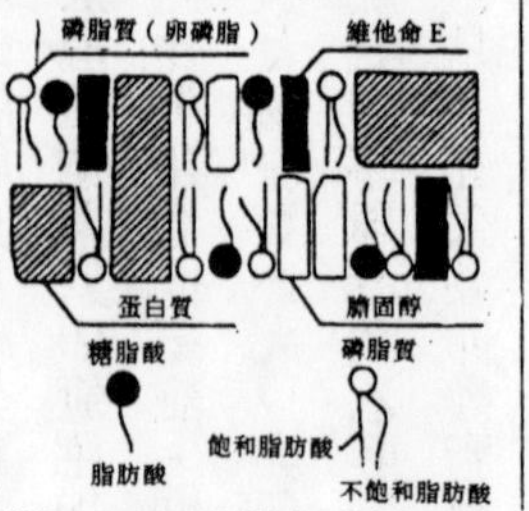

健康—U＝卵磷質與維他命E的高單位物質

由卵磷脂所形成的細胞膜的膜片，脂肪酸的部分具有「對油產生親和性」的性質。相反的，膽鹼的部分，則具有「對水產生親和性」的性質。原本互相不容的「水與油」，藉由這兩種具有親和性的物質而存在於膜片中，這可說是非常具有特徵性的性質。

將六〇個兆人類細胞加以區分的膜片是卵磷脂，這個膜片具有對水與油產生親和性的性質。讓對身體（細胞）必要的物質（有益物）通過膜片，而不需要的物質（有害物），則於膜片處加以阻擋。

光是看這個作用，各位就可以了解到「卵磷脂」對於我們的健康的確有偉大的貢獻。

這些都是經由近年研究而得知的事實。其次，要爲各位說明的，就是構成細胞膜的卵磷脂所中所含的膽碱。

■肝病＝防止脂肪肝的「膽碱」的劃時代發現

前面已經提及，構成細胞膜的卵磷脂中含有不飽和脂肪酸與磷酸膽碱。

在不久之前，這個膽碱還一度被視爲是維他命B群的營養素。是人體內無法合成的物質，只能由食物中攝取。但是，根據近年來的研究，它能夠在初生物體內合成，同時，也不是屬於維他命類。

闡明膽碱性質的世界著名實驗已經出現，在此就爲各位介紹一下。

這是由得到諾貝爾醫學獎（一九二三年）的美國班欽格博士所進行的實驗。博士為了做某項實驗而去除犬的胰臟。在進行目的研究時，竟然對去除胰臟的犬的「肝臟」造成極大的影響，使得班欽格博士開始產生研究的興趣。

到底是什麼樣的影響呢？那就是犬的肝臟開始積存大量的「脂肪」。亦即去除胰臟的犬，罹患了「脂肪肝」。

由此實驗，得知胰臟中有去除脂肪積存在肝臟（成為脂肪肝）的物質存在。根據後來的研究，發現這個物質就是「膽鹼」。堪稱巧合的班欽格博士的實驗，使人類了解到膽鹼的存在及其性格，這對醫學界而言，實在是劃時代的發現。

卵磷脂中所含的膽鹼，是形成我們身體全部細胞膜構造的重要物質。也是保護身體不罹患代表性成人病之一的肝病＝脂肪肝的絕對必要物質。

因此，平日多攝取含有膽鹼的「卵磷脂」是必要的。

「卵磷脂」在國內，還算是一種「新的健康食品」，但是，在歐美已經不算是新的東西。從數十年前開始，就已經有人知道使用這種「有助於身體健康」的食品了。

尤其在「使體細胞活性化」及「當成腦的食物（不使腦老化的食品）」這兩點上，它是非常優秀的健康食品，深受部分的人所喜愛。

這十幾年來，美國人與西歐人之間會掀起「卵磷脂風潮」，理由即在於此。最重要的一點，就是卵磷脂是由包括美國在內的西歐諸國開始注意到的。

歐美人是採取以肉類爲主的飲食生活，且由來已久。而近年來，國人的飲食生活也有歐美化的趨勢。據說歐美人所攝取的肉量爲國人的五～六倍。

這種飲食法，當然會製造出各種容易罹患成人病的體質。舉個例子，因「膽固醇」而煩惱的人與日俱增。血液中積存過多的膽固醇，是誘發成人病的原因。

大豆卵磷脂能夠減少血液中多餘的膽固醇，具有預防各種成人病的優秀特性。這也是在歐美備受注目的卵磷脂的秘密之一，由此可見其重要性。

■為「成人病」所苦的國人也需要「卵磷脂」

這個問題，目前在國內也成爲社會問題了。原本國內人的飲食生活均以米飯、穀類、蔬菜等爲基礎，完全不含多餘的脂肪。

但是，自從飲食生活追求歐美化之後，肉食機會增多，接下來的三十～四十年內，消耗十倍以上的肉類，同時，脂肪攝取量也增加了三倍到四倍。

脂肪是熱量來源，是不可或缺的物質，但不可過度攝取。尤其是攝取過多的肉類等動物性脂肪，會使血中膽固醇大增，誘發可怕的心臟病與動脈硬化症。

目前，國人最大的煩惱，就是這些「成人病」，而這些人成人病卻與「飲食生活的歐美化」有密切的關連。在此爲各位介紹「大豆卵磷脂」廣泛的作用與功能，的確具有重大的意義。卵磷脂的作用（效用）大致如下。

一、溶解多餘的膽固醇或中性脂肪，淨化血液，以防止動脈硬化、心臟病、腦中風等。

二、使孱弱的細胞活性化。

三、預防老人性「痴呆」，使腦部機能活性化。

這只是集中性的優點。換言之，不僅全部的「成人病」，「卵磷脂」也與各種疾病都有密切的關連，能夠一一地克服這些疾病。

本書是以「卵磷脂的效用」爲主體，我則是以「卵磷脂健康對談」等Q＆A的形式，讓所有的人都認識卵磷脂。

第二章

什麼是身體所需的優良卵磷脂

大野博士的「大豆卵磷脂健康談」

■保持肝臟新陳代謝機能正常

Q 本書的主題是人類所想要的「能夠健康長壽（不罹患縮短生命的疾病）」。由此意義來看，最近尤其是中高年齡層的維持健康、健康管理是一大問題。關於這一點，不知道博士的想法爲何……。

大野 從精神面與生理面來看，人的一生大致可分三個時期。第一個時期是從出生面開始到身體（骨骼）成長停止的二十歲左右的成長期。第二個時期是性生理充實，精神構造等穩定發達的二十～五十歲爲止的成熟期。第三期則是五十歲以上的老成期。

到老成時期，最好能將以往人生所培養的生理構造、精神構造的安穩發達持續正常地維持下去——在生活上多注意這一點是很重要的。

舉個例子，要努力保持肝臟的新陳代謝機能正常，如此，才能迅速地發揮解毒作用。

Q　具體而言，要採取什麼樣的生活方式呢？

大野　說來倒是簡單，像不抽煙、飲酒適量、不要暴飲暴食，最重要的是，避免攝取含大量的添加物的速食品類……一言以蔽之，就是過著不會對肝臟造成負擔的飲食生活。

然而，這只是消極的想法，要更積極地提高肝功能，促使肝臟新陳代謝活絡，這才是健康長壽的必要條件。

Q　想要獲得健康，必須採這種積極的方法嗎？

大野　是的，就是要先强壯肝功能……第一是「勿使肝臟積存脂肪」。稍後會爲各位詳細說明。一旦肝臟積存脂肪，就會形成「脂肪肝」的狀態，極度地減低肝功能。

■卵磷脂是「生命的基礎物質」

Q　一旦肝功能減退，會產生各種障礙吧？

大野　首先是脂肪代謝、脂蛋白（蛋白質與脂肪的結合物）代謝的降低，以及減弱解毒作用。一旦脂肪代謝降低，整個身體的組織或細胞就會積存中性脂肪，不僅會造成肥胖，也容易引發高血壓、糖尿病等各種成人病。

Q 也就是說，肝功能減退與脂肪代謝、脂蛋白代謝的異常是來自相同的原因嘍？

大野 是的。因此，中高年齡層健康的第一要件，就是不能讓「多餘的脂肪」積存在細胞或組織中。亦即不能使多餘的膽固醇或中性脂肪積存於體內。

以這個意義來看，則接下來要說明的「卵磷脂」具有重要的作用。卵磷脂能使脂肪代謝、脂蛋白代謝恢復正常、淨化肝臟，同時，對於淨化血液、血管而言，也是重要的物質。因此，要經常地補充卵磷脂……這也可說是保護自己不受成人病侵襲的第一要件。

Q 到底「卵磷脂」是什麼樣的物質，對於我們的健康而言，具有什麼樣的作用呢？

大野 「卵磷脂」的別名可說是「生命的基礎物質」，由此可知它非常的重要。

例如，孕婦的羊水中含有大量的卵磷脂，有助於胎兒的呼吸作用。一旦羊水中的卵磷脂缺乏，則容易造成死產或早產兒。由這個例子來看，人類從誕生之前就蒙受卵磷脂的照顧，擁有豐富的卵磷脂，才能夠生下健康、強壯的孩子。

人類細胞約有六〇兆個，一秒鐘約有五〇萬個細胞會死亡，同時，也有約五〇萬個細胞再生，重複這般的作業，藉此維持我們的生命。

卵磷脂能對每一個細胞發揮作用，掌管細胞的呼吸、營養補給、新陳代謝等所有的生命活動。

細胞全部都爲細胞膜所覆蓋，其內部是以水與蛋白質爲主要成分，此外，也由脂質、碳水化合物、礦物質及線粒體、溶酶體、小細胞……等所構成。

也就是說，卵磷脂具有營養物出入細胞的入口、出口的作用，對細胞膜而言，是非常重要的構成物質。

■構成卵磷脂的物質是什麼呢？

Q　構成卵磷脂的物質是什麼呢？

大野　在第一章已經提及，其正式學名爲「磷脂質」。大豆磷脂質＝大豆卵磷脂，又名複合磷脂質，是由磷脂酰膽碱、磷脂酰肌醇、磷脂酰絲氨酸、磷脂酰乙醇胺等複數的磷脂質所構成的。

Q　體內應該具備多少量的卵磷脂？

大野　正常狀態應該是體重的一百分之一量。體重六十公斤的人，則應擁有六百公克的卵磷脂，一百公斤的人，則應擁有一公斤……這是體內正常的量，也是必要量。

這些必要量分布於體內〈參照表Ⅰ〉。

表Ⅰ

	含有必要量
腦神經系（1.2～1.5kg）	約5%　60～70g
肝（1.5～2kg）	約3%　40～60g
血液（5ℓ）	10g
內臟、心肌	2g
骨骼肌皮膚	1%
體內卵磷脂的全量是體重的$\frac{1}{100}$	體重60kg時爲600g

Q　身體的哪個部分製造出卵磷脂？

大野　主要是肝臟合成，因此，要維持肝臟的正常機能。關於此，稍後再做詳細的說明。

在此之前，希望各位能夠更進一步地認識卵磷脂。以化學的觀點來看，卵磷脂是一種磷脂質，這在前面已有說明。但是，這個磷脂質具有不同於普通脂質的特徵。在此以圖示加以說明〈參照圖Ⅱ〉卵磷脂。首先，在形成「核」的甘油中，由飽和脂肪酸、不飽和脂肪酸這兩個脂肪酸與磷酸基和膽鹼附著。

在此表現出卵磷脂的特性。飽和脂肪酸、不飽和脂肪酸當然具有「親油性」；另一方面，磷酸基、膽鹼則具有「親水性」。

換句話說，脂肪酸的部分具有親油性，相反的，膽鹼部分具有親水性，這是其他脂質所不具有的特徵。無法互相混合的兩種相反的特性，亦即同時擁有親油性與親水性，能使水與油混合，這就是卵磷脂與其他脂質不同之處。

這種現象亦稱「乳化作用」，因此，能使卵磷脂在體內成爲非常活躍的武器。

Q　蛋黃醬也是另一個很好的乳化作用的例子吧！

大野　是的。蛋黃醬是由油、醋與蛋黃所製造出來的。原本醋是「水」，亦即本來「水與油」是絕對無法混合，但是，卻能夠加以混合而製造蛋黃醬來……，原因何在？因爲蛋黃中所含的「卵磷脂」能夠使水（醋）與油混合所致。

這個乳化作用也利用於其他範圍，同時，也成爲卵磷脂在體內活躍的武器。

圖II

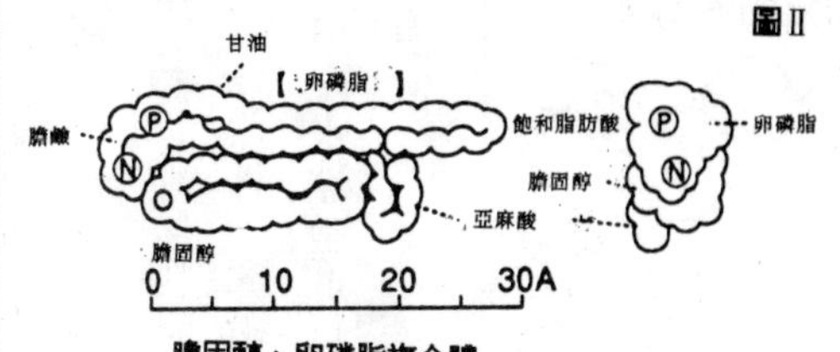

膽固醇、卵磷脂複合體

■「親水性」與「親油性」的特徵……

Q　這也就是說……。

大野　也許接下來的敘述略嫌專門些，但是我仍然要以學術的觀點來探討卵磷脂，希望各位能夠了解……。

如前面所述，卵磷脂同時具有親油性與親水性。這是由於卵磷脂分子中的脂肪酸基這種疏水性基（親脂性基＝親油性）與磷酸基（鹽基）這種疏脂性基（親水性基＝親水性）同時存在，因此具有集合水與脂肪界面的性質（參照圖Ⅲ）。

此外，卵磷脂在血液中也能與蛋白質、脂肪結合，形成脂蛋白。這種結合形，就是利用親水性基進行氫結合，同時，也利用疏水性基而與膽固醇或中性脂肪結合，形成脂蛋白。

圖Ⅲ　脂質的水溶液

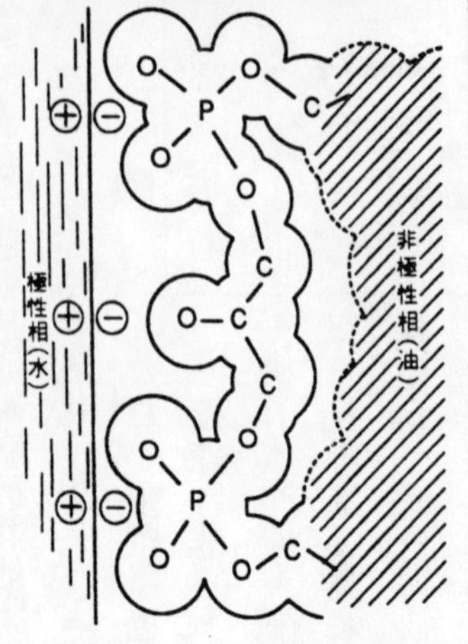

在我們的細胞內，則與蛋白質、膽固醇、維也命E等結合，形成細胞膜。

Q　這兩種作用，也可以說是具有親水性、親油性的卵磷脂的特徵嘍？

大野　是的。卵磷脂充分發揮獨特的「武器」，完成我們生命生理活性的主要功能。關於這種功能的具體效果，在後詳細説明……。

衆人皆知，我們體重的六〇％爲水分，但

是，這之中也包括了親水性（能溶於水）的蛋白質，以及疏水性（不溶於水）的脂肪，還有其他、維他命類、醣類、微量金屬元素等各種營養素，渾然成一體而被溶解、移動或積存。

前面一再提及，原本不能夠混合的這些物質，卻能夠混合在一起，即因爲卵磷脂的作用所致，而這個作用的中心，就是血液。

Q　如果體內缺乏卵磷脂，是否會造成營養素溶解的不順暢呢？

大野　當然。會使任何器官都呈停滯現象，對組織或細胞的生理活性會產生重大的阻礙。至少，會形成組織或細胞的退化，也就是老化現象。

■「卵磷脂膜」能夠分辨對身體有益或有害的物質

Q　這麼一來，就會產生成人病的基礎。但是，集合在水與脂肪界面的卵磷脂，會呈現什麼情形呢？

大野　在界面製造出一種半透過性的膜。這個卵磷脂膜，在膜的內側與外側形成「半絕緣狀態」。藉此能對物質的往來限制到某種程度。將對細胞而言是必要（有益）或不必要（有害）的物質加以挑選。這個半透過性膜具有警衛的作用，只讓必要的東西進入，而排除不必要的東西。

例如，將細胞內不用的東西排出細胞外，或讓新的氧與營養進入細胞內……，就是經常進行細胞「新陳代謝」的膜。

Q 卵磷脂膜的半透過作用於體內各處進行嗎？

大野 是的，尤其需要大量卵磷脂的神經系統，這種現象更爲明顯。嚴格地說，在絕緣的內部，以特殊的形態進行物理、化學反應的連鎖。因此，如果神經系統內缺乏卵磷脂，就會造成痴呆……。

Q 卵磷脂的消耗量爲何？

大野 前面曾經提及，卵磷脂是在肝臟合成，其有效時間大約爲六～九小時。在單位時間內，會消耗一定量的卵磷脂。因此，肝臟必須經常持續合成，補充消耗掉的卵磷脂量。但是，最大的問題，在於最近的飲食生活方式。由於歐美化，再加上偏食、加工食品、外食機會增多，使得從食物攝取成爲卵磷脂原料的膽鹼肌醇等的好脂性物質不足。而在公司或家庭，動輒出現壓力、疲勞增加與積存。這些都會造成肝功能減退，繼而減弱卵磷脂合成能力，使得體內的卵磷脂缺乏。

■卵磷脂能夠提昇體內的能源

Q　一旦肝功能減弱，製造卵磷脂的能力也會減弱……這是理所當然的事情。如此一來，不僅會對其他器官造成影響，也會損害肝臟本身。

大野　是的，肝臟內的卵磷脂不足時，則在肝臟內部所進行的碳水化合物轉換爲脂肪的時間就會加快，其結果，會導致脂肪積存於肝臟，形成「脂肪肝」，同時，也會造成膽固醇的增加。

Q　在正常的狀態下，肝臟內的脂肪濃度爲多少呢？

大野　正常的脂肪濃度爲五％。但是，一旦卵磷脂不足，由於代謝異常，可能會形成二〇～四〇％。

這時，不僅在肝臟，在冠狀動脈或心肌也會積存膽固醇等，容易引起心肌梗塞等疾病。

各位必須知道，卵磷脂不僅只是細胞膜的一種成分，也不單只是脂蛋白的一種成分，其與身體所有的生理、活性平衡機能，都有密切的關連。

在體內的卵磷脂界面活性力與廣泛的PH域中的電氣泳動力，會提高酵素的活性及ATP活性（體內所有的能源），這即是此事實的最佳證明。

Q 提到卵磷脂，一般指的是「大豆卵磷脂」與「蛋黃卵磷脂」。兩者有何差異，外行人實在是難以判斷……。

大野 原本在「大豆」中，卵磷脂占壓倒性的多數，且最重要的，就是大豆卵磷脂，因爲其與人體內的卵磷脂十分相似。膽鹼、肌醇、腦磷脂等營養素的平衡也非常穩定。但是，蛋中也含有卵磷脂。不過，要從蛋中抽取卵磷脂，成本昂貴。就這一點來看，蛋黃卵磷脂並不是一般性的物質。

Q 然而，市面上出現價格便宜的「蛋油」或「蛋黃油」，是否也是屬於蛋黃卵磷脂的一種呢？

大野 這就是消費者的知識不足，而誤以爲蛋油、蛋黃油與「蛋黃卵磷脂」是同樣的東西。我們必須要澄清這個誤解。此外，蛋黃卵磷脂與我們體內所製造的卵磷脂之成分平衡度不同，因此，我們所說的卵磷脂，一般而言是指「大豆卵磷脂」。

■大豆卵磷脂＋EPA＋DHA＋維他命E等於「健康－U」

Q　現在，我們已經知道卵磷脂對人體健康具有重要的作用。那麼，請告知一旦體內卵磷脂不足，會產生何種弊端呢？

大野　具體而言，會出現高膽固醇血症、高脂血症等。這些都是導致肥胖與動脈硬化的原因。結果，不僅會誘發高血壓、心肌梗塞（心臟機能不全）、腦中風等縮短壽命的疾病，同時，也會引起糖尿病、腎臟病、痛風、肝病、膽道疾病、肺病、內分泌異常等的疾病。

這些疾病皆以納入成人病的範圍中。因此，四十歲以後爲了健康著想，首先要避免體內卵磷脂的不足。就這個意義來看，攝取大豆卵磷脂是最重要的事情。

當然，僅限於攝取琥珀色純粹的「液狀大豆卵磷脂」。

Q　博士認爲卵磷脂和EPA（二十碳五烯酸＝在青花魚、沙丁魚等青魚中含量較多一種不飽和脂肪酸，是中年以後健康不可或缺的物質。同時，根據學會的發表，證明它能夠「抑制脂肪附著於身體」，對減肥有效，而成爲熱門話題的營養素）、DHA（二十二碳六烯酸＝鮪魚、鰹魚等魚類中含量較多，攝取後，能夠「提昇學習能力，有助於預防動脈硬化、老人性痴呆症等成人病」，是連水產廳也積極推廣的營養素）及維他命E併用的話，更能提昇效果。聽說您已經基於這個理論，而開發出有助於健康的優良食品……。

大野　是的。食品製劑的內容如〈表Ⅱ〉所示。這是以膠囊劑爲主體的「純粹大豆卵磷脂」。同時含有維他命E、EPA、DHA。維他命是天然物質，而最近也提昇EPA、DHA的品質，即使使用原液，也完全沒有異臭。

表Ⅱ　健康—U的成分表（製品1g中）

大豆卵磷脂	808mg
維他命E	31mg
EPA·DHA	16mg
亞油酸（維他命F）	117mg
其他不飽和脂肪酸等	28mg

通常一顆五〇〇mg的膠囊，一日服用六～八顆（三～四g），每天分二～三次於飯後用溫開水送服。此外，目前罹患高血壓、糖尿病、痛風、高脂血症的患者，除了服用院方的藥物之外，也可以一併服用大豆卵磷脂膠囊，一日十五顆左右。

我將這個含有『大豆卵磷脂＋EPA＋DHA＋維他命E』的食品製劑，命名爲「健康—U」，就是希望各位能夠重新得到健康。在第六章的「愛用者體驗談」中，各位就能夠感受到中高年齡層得到健康的喜悅。

■卵磷脂奏效的例子

Q　最近備受注目的，就是小學生的「小兒成人病」這種奇妙的疾病開始流行了。甚至連小學生也要接受尿液檢查或心臟的檢查。而「健康—U」也能讓小學生或高中生服用。

能否爲我們介紹一下關於「健康—U」的小插曲呢？

大野　的確，目前小兒成人病已經成爲社會一大問題。尤其是由肥胖所導致的糖尿病，更令人煩惱。

「健康—U」能夠改善中小學及高中生的肥胖，且具有使頭腦聰明的成分，對考生而言，是最好的東西，一定要善加利用。

有關「健康—U」的小插曲實在是不勝枚舉，多半是長年罹患疾病的人服用「健康—U」之後短期間內即治癒，像這般的症例屢見不鮮。例如——

•長年因高血壓煩惱連續服用降壓劑卻不見效的人，服用「健康—U」十天後就改善症狀了。

•腳脖子因痛風而腫脹疼痛，服用「健康—U」二週後，腫脹消除，不再疼痛，一個月後，就能夠穿鞋子上班了。

•中性脂肪長時間維持一〇〇mg以上，服用「健康—U」一個月後，下降為二四〇mg，令醫生驚訝。後來持續服用，至今仍維持正常值。

•為了生髮而服用「健康—U」，不僅具有生髮效果，同時，也能使性能力恢復正常。

——這只是少數例子，還有很多更好的效果例。這些人一日服用十五顆左右，就展現奇效。結果，當然也持續服用。

■消除「性冷感」、「陽痿」、「勃起不全」等煩惱

Q 很多中高年齡層的人都有性能力減弱的煩惱，在這方面，「健康—U」是否有效呢？

大野 很多人都有性冷感、陽痿或勃起不全等的煩惱，通常，到了這種年齡，多半會

有這方面的煩惱，這與心因性的問題不同。

也就是說，這是一種純粹的生理現象，陽痿＝勃起不全＝性無能，這是有連帶關係的。大家都知道，勃起是由於海綿體平滑肌中的血管、微血管充血所致。到了中高年齡層的勃起不全，是由於海綿體平滑肌中的血管的動脈硬化與血管的粘度增高，使得血液循環不暢，結果無法使微血管充血所致。

所以會引起性無能、陽痿、勃起不全。要消除這些問題，與其食用蝮蛇或鼈，還不如先服用「健康─U」。

Q　原因在於生理的現象。那麼，如果能夠儘早斷絕生理方面的原因，就能夠恢復性能力，是否曾出現這樣的體驗例呢？

大野　不勝枚舉。如前面敘述的，「爲了生髮的目的而服用健康─U，卻提昇了勃起力」，由此例子可知其真實性，或是爲了其他的健康目的而服用健康─U，結果也同樣地恢復了性能力。

服用「健康─U」，會使成爲勃起不全原因的海綿體之血液粘度變淡，擁有乾淨的血液，血液循環良好，使微血管順利地充血，自然地消除勃起不全。

■「液狀」與「顆粒狀」卵磷脂的差異

Q 目前，市售的卵磷脂各式各樣，有液狀與顆粒狀的卵磷脂，其間差異爲何呢？

大野 這是區分卵磷脂好壞的最大問題點。正如你所說的，市售的卵磷脂大致可以分爲顆粒狀卵磷脂與放入膠囊內的液狀卵磷脂。

同樣是卵磷脂，爲何形狀有如此大的差異呢？首先，我要爲各位說明卵磷脂是如何形成，具有何種性質。

一般市售的卵磷脂爲大豆卵磷脂，大豆卵磷脂是由大豆油中抽取製造出來的。剛製造出來的大豆卵磷脂，含有約二〇％的大豆油，大豆磷脂質約七〇％，爲糊狀，亦即有如果醬般的狀態。

這種狀態是純粹的大豆卵磷脂，就像以前吃果醬一樣，用湯匙舀著吃。

但是，這種狀態的大豆卵磷脂會造成很大的問題。亦即大豆卵磷脂的吸濕性極强，會吸收空氣中的水分，表面浮出水分來，形成粘答答的狀態。同時，也一併吸入空氣中的水分和氧，結果會造成卵磷脂氧化。

Q　家庭中烹調所使用的植物油等，對空氣的抵抗力也很弱，很快就會氧化。

大野　在性質上，油的確不耐氧化。對健康而言，氧化油當然不好。而且，卵磷脂具有比各種油更容易氧化的性質，很容易變質。

爲了預防這個弱點，因此要將卵磷脂放入膠囊中，藉此能夠解決問題。不過，以前膠囊技術並不發達，同時，像卵磷脂這種界面活性强的液體，具有防止膠囊接著的性質，所以，就算想把它放入膠囊中，有時也難達成目的。

■認為「卵磷脂為顆粒狀」，這是一種錯覺

Q　可是，今日膠囊技術已經有進步了。

大野　是的，這二十年來，在美國所開發的技術得到美國的專利。這個膠囊能使磷脂質六〇%程度的高單位之液狀卵磷脂放入其中。不過，在國內因爲牽涉到專利問題，因此，放人膠囊內的卵磷脂並不多見。國內也有放入膠囊的液狀大豆卵磷脂問世，但是，因存在前述的問題，因此，磷脂質的含有量大約只有二五~三〇%的程度，與進口品相比，只有半量以下。

Q 也就是說在品質上產生問題。不過，像這種膠囊技術問題，與顆粒狀、液狀有關嗎？

大野 大有關係。以前膠囊技術不佳，因此很難將液狀的大豆卵磷脂放入膠囊中。後來，想到將大豆卵磷脂中大約三〇%的大豆油分離出來，形成只含有磷脂質的粉末，減少水分的吸收，不會粘答答的，也不用擔心氧化的問題。……其結果就形成「顆粒狀的大豆卵磷脂」。

不過，到目前為止，還無法消除顆粒狀大豆卵磷脂的缺點。

Q 最近的大豆卵磷脂似乎都是顆粒狀的。

大野 不錯。因此很多人都認為大豆卵磷脂應該是顆粒狀的，這是錯誤的概念。在此稍後做說明。

一般人都認為顆粒狀的卵磷脂含有九七～九八%的磷脂質。

以目前世界最高水準的高品質卵磷脂而言，磷脂質的含有量為五六～六〇%。為了防止品質的氧化，在放入膠囊中時，也添加小麥胚芽油等植物油，而形成前述的狀態。因此，一般人光是看磷脂質含有量，就認為「顆粒狀卵磷脂比液狀卵磷脂更好」。這種想法也是無可厚非的。

但是，如前所述，「純粹的大豆卵磷脂」是糊狀的液狀物質，是由大約三〇%的大豆油與七〇%的磷脂質所構成的，在這種狀態下服用當然是最好的。不過，卻存在吸濕性與氧化的問題。

顆粒狀卵磷脂卻忽略了最重要的問題點，勉強三〇%的大豆油分離出來，只將磷脂質研成粉末，再製成顆粒狀。的確，磷脂質含量很多，但是，原本大豆卵磷脂中所具有的有益人體的成分及特徵卻蕩然無存。

■顆粒狀大豆卵磷脂是「大豆磷脂質偽造品」

Q　故以真正意義而言，顆粒狀卵磷脂已經脫離「大豆卵磷脂」的範疇。

大野　不錯。原本大豆卵磷脂並不是油，然而，卻是接近油的脂質，當然不可能製造成粉末。

勉強製成粉末或顆粒狀，使得卵磷脂的消化率根本不及一〇%〈參照圖表Ⅰ・圖Ⅳ〉。

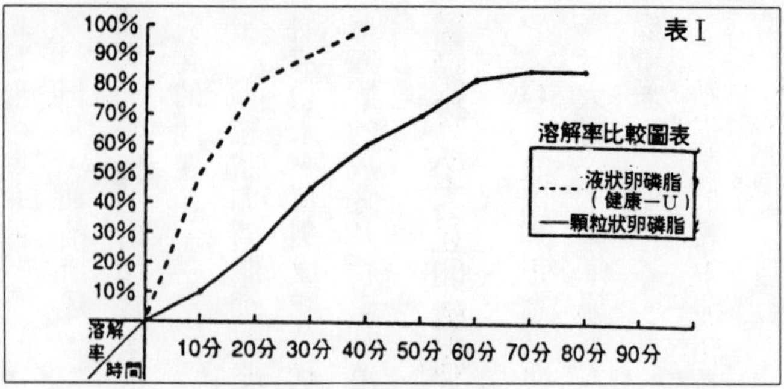

①設定健康—U與市售顆粒狀卵磷脂的溶解（消化）試驗條件和在十二指腸或空腸的狀態類似。

②如〈圖Ⅳ〉所示，溶解（消化）的脂肪，數秒內在空腸與回腸上部幾乎都被吸收，因此，溶解（消化）在此部位的作用也完全結束。

③與脂肪具有相同物性的健康—U，在十二指腸與空腸中採取與脂肪大致相同的舉動，推測可能比本試驗進行更迅速的溶解（消化）。但是，顆粒狀卵磷脂，除了膽汁以外的脂肪類不存在時，推測可能會比本試驗更快速凝固。因此，事實上，差距可能較本試驗的結果更大。

原本「純粹液狀卵磷脂」加入三○%的大豆油，故消化率與油相同（九五%）。如〈圖表I・圖Ⅳ〉所示，至少可以達到八○%。如果除去三○%的大豆油，只剩下磷脂質單體做成顆粒狀卵磷脂，則在消化率方面奇差無比。

Q 對健康來說，具體影響為何？

大野 影響極大。卵磷脂中含有三○%的大豆油，在十二指腸藉著膽汁酸及脂肪酶等的作用而成為鹼性，形成能夠順利消化吸收的狀態。但是，去除油分成為磷脂質單體的顆粒狀，因為不含油分，故幾乎無法進行消化，而被排泄出體外。

Q　顆粒狀卵磷脂幾乎未經消化吸收就能被排泄出來了嗎？

大野　是的。因此，顆粒狀卵磷脂與從大豆油中抽取分離出來時的純粹「糊狀、液狀大豆卵磷脂」具有完全不同的性質。

就這個意義來說，以往我們所說的「顆粒狀大豆卵磷脂」只是「大豆磷脂質」，與純粹的液狀大豆卵磷脂是「似是而非的東西」。

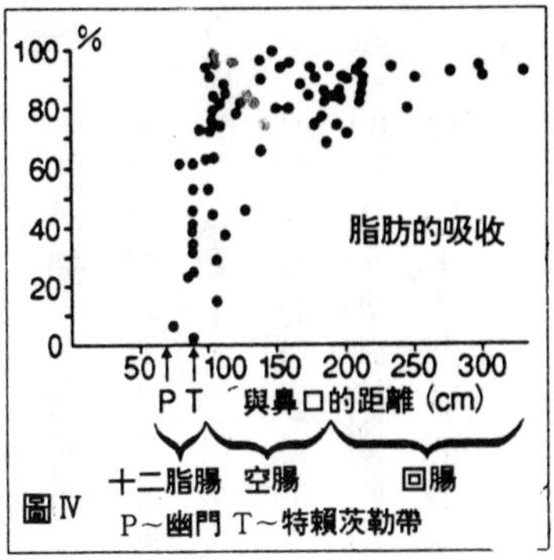

圖Ⅳ

所以，我們應該稱顆粒狀的卵磷脂爲「大豆卵磷脂僞造品」。

■「淡透明琥珀色」的液狀大豆卵磷脂最佳

Q　這的確是令人震撼的說法，讓我覺得無知的可怕。已經非常了解液狀卵磷脂與顆粒狀卵磷脂的不同了。那麼，市售的膠囊液狀大豆卵磷脂之中，有的顏色很深，爲黑竭色，有的呈淡透明的黃色，或琥珀色的清澄狀物，這又是怎麼一回事呢？

大野 這是由於用來製造大豆卵磷脂的大豆油不同所致。形成黑竭色的液狀大豆卵磷脂，以一般國產品的膠囊劑較爲常見。

像日本，使用於食品工業的大豆，一〇〇%皆爲進口大豆，在進口階段中，大豆中的油成分已經氧化了。

由這個氧化的大豆油中所抽出的卵磷脂之氧化度，當然更高。而這個氧化度愈高的話，液狀卵磷脂就會呈現深黑渴色或漆黑色。

然而，大豆生產國的美國，當成健康食品的液狀大豆卵磷脂廣泛地使用於各家庭中，一開始就以抽出優良卵磷脂爲目的而製造出來。

大豆品質良好，使用剛採收的大豆（生大豆），擠出大豆油，因此，幾乎没有氧化，直接裝入膠囊中，顏色呈美麗的淡琥珀色。

既然是氧化度較低的大豆卵磷脂較好，那麼，同樣都是大豆卵磷脂，則最好選擇顏色較淡的琥珀色卵磷脂來服用，較能促進健康。

Q 博士所開發的液狀大豆卵磷脂「健康—U」，擁有美麗的色澤，其理由就在於此嗎？

大野　是的。「健康—U」是使用從美國廣大自然中大豆田內剛採收下來的大豆所擠出的大豆油製成的卵磷脂，所以……。膠囊也是在高度技術下當場裝填，直接裝入卵磷脂並封口，不用擔心吸濕性或氧化等問題，是「純粹液狀大豆卵磷脂」。

即使在國內，也全未開封，未接觸到任何人的手，故是非常衛生的食品。可以說「健康—U」瓶中裝滿了「美國大豆」。

■EPA·DHA的效用與「健康—U」的成分內容

Q　市售的大豆卵磷脂，爲顆粒狀，價格便宜，也十分普及。雖然各種有關卵磷脂的書籍都標榜其具有神奇的效果，但是，服用後，卻不具有書中所說的效果……其原因，是否就在於博士前面所說明的「錯覺」或「錯誤」呢！

大野　對的。以往有關卵磷脂或膽固醇的書籍的確不少，但全部忽略了要點。在此，我想要說明「什麼是真正的大豆卵磷脂……」只要認清這一點，服用「真正的」卵磷脂，才能獲得健康長壽。

Q　博士花了將近二十年的歲月研究卵磷脂，並製造出「健康—U」這種純粹液狀大豆卵磷脂。關於加入「健康—U」中的EPA或DHA，請做簡單的說明。

大野 最近看報紙的訃聞欄，會發現很多五十歲或六十幾歲的人死於腦中風。

腦中風之中，像腦血栓，亦即血液中膽固醇塊或血小板塊阻塞細微的腦血管，造成腦中風。像這一類膽固醇等血液中的脂肪塊，可以藉由卵磷脂加以溶化。但是，卻無法溶化血小板塊。

而具有溶化血小板作用的，即是EPA與DHA。由於具有如此重要的作用，因此，EPA與DHA具有服用的價值。同時，其可促進腦的作用，不過，卵磷脂在這一方面的效果更佳。

擁有強力溶解血小板塊（腦血栓原因）作用的EPA、DHA，與純粹大豆卵磷脂同時服用，能維護中年以後的健康。其中還加入堪稱「恢復青春維他命」的維他命E，而製成了「健康—U」。

「健康—U」的內容，包括純粹液狀大豆卵磷脂八〇〇mg（大豆磷脂質為五六〇mg～五八〇mg）、EPA、DHA約一六mg、維他命E約三〇mg，此外，還包括亞油酸等不飽和脂肪酸，合計為一〇〇〇mg（一g）。

一日約服用三～四g，可以獲得長壽。

也許有人會認爲EPA、DHA的含量較少，那麼，每天可以補充到五〇mg以上。此外，如果罹患高血壓、高脂血症、腦中風、心臟病、糖尿病、痛風、腎變病等疾病，則每日飲用六～八g的「健康—U」，就能攝取到一〇〇mg以上的EPA、DHA，藉此能得到療效。通常，攝取五〇mg左右就綽綽有餘了。

如果每天連續二〇〇～三〇〇mg以上的EPA、DHA，則會對體質造成若干的問題，故最好攝取五〇mg左右。

■不為人知充滿錯誤的「亞油酸神話」

Q　既然談到卵磷脂的話題，那麼我對以往的「健康常識」有些疑問。昔日認爲亞油酸等不飽和脂肪酸能夠減少膽固醇或溶解膽固醇，但，由於您先前叙述關於卵磷脂的問題，因此讓我懷疑亞油酸的作用是否真是如此？

大野　這的確是一大疑問。因爲這之中隱藏重要的問題，同時，也造成了許多人的誤解。

Q 請具體地說明。

大野 好的。以食物纖維爲例。食物纖維能在體內包圍膽固醇，延遲吸收，使膽固醇排泄出來。就這個意義而言，能夠稍微緩和膽固醇的害處。

然而，亞油酸等不飽和脂肪酸，不論以科學、化學或生理學的觀點來看，都不認爲它能夠減少或溶解積存於體內組織或細胞的膽固醇等飽和脂肪酸。

這是因爲脂肪在體內移動時，於血液中是以脂蛋白的形態存在。關於此，先前曾做說明，也就是說，爲使組織中或細胞中的膽固醇移動，必須利用卵磷脂融入脂蛋白中才能移動。

換言之，要在體內溶解或減少膽固醇，必須由某種物質包住膽固醇，送回肝臟，當成膽汁予以排除。

那麼，亞油酸等不飽和脂肪酸群是否在體內進行前述生理作用呢?答案是「不」。極端地說，亞油酸(等不飽和脂肪酸)會直接減少或溶解膽固醇，是完全錯誤的說法。

Q 那麼，這種說法又是從何而來呢?

大野 以化學的觀點來看，異種類的脂肪由於分子式不同，因此無法合成一體化。所以，飽和脂肪酸的膽固醇與不飽和脂肪酸的亞油酸，通常不能互相溶合。

我認爲關於膽固醇的好、壞論，以及亞油酸的問題等，一般人只是一知半解，要正確地理解並不容易。很多專家簡單扼要地說明，結果卻形成困難的表達方式而導致誤解。

■卵磷脂、膽固醇取得平衡

Q　或許正是如此吧！關於膽固醇，我們真正的認知是什麼呢？

大野　總之，所謂的壞膽固醇，就是脱離正常脂蛋白平衡的多餘存在物質。脱離卵磷脂、膽固醇平衡而大量存在的物質，或超出遊離型膽固醇正常值的物質，這些都是多餘的膽固醇，也就是「壞膽固醇」。

稍後會爲各位詳述，卵磷脂的作用，就在於能夠恢復正常平衡，並增加酯型膽固醇，這是只有卵磷脂才具有的作用，其他任何物質都無法替代。

Q　我們通常會以「有體力」、「沒有體力」來表示健康度。不過，博士卻經常以「外部體力」、「內部體力」來加以表現，這又是代表什麼呢？

大野　在測定成人的體力時，經常會使用這類字眼，例如，垂直跳幾十㎝、屈身雙掌貼地、橫跳一分鐘幾十次……依此方式測定後，「比實際年齡更年輕十歲」，這種結果是讓人感到欣慰的。

但是，另一方面，看似有元氣的人，卻於慢跑途中倒下，或一些看似健康的人，卻在五十幾歲倒下……像這類的例子，屢見不鮮，最近更是常見。

Q 很多男性都認爲自己很健康。

大野 會這麼想，也是無可厚非之事。舉個例子，在公司接受健診或血液檢查時，由於檢查、分析不適當，疏忽了當事者必須注意的問題，而判定「很正常」，這種例子時有所聞。

很多自認健康的人，在寒冷的天氣中，一大早就打捧球，結果體力不支而倒下，或在公司交際應酬時暴飲暴食而倒下……。但是，另一方面，臉色蒼白、瘦削、低血壓的人，自認爲身體不好，處處不做勉强的工作，結果卻因此而得到長壽。

■健康診斷時，最重要的就是充實「內部體力」

Q 的確，普通的健診或血液檢查，往往仍有遺漏之處。

大野　以糖尿病爲例，血糖值明顯地較正常來得高。關於腎臟方面，進行血液檢查時，會發現肌酸酐提昇（腎臟活動力減弱），或是血壓高等，一旦發現這些異常，就會開始進行治療。

但是，像膽固醇等，在檢查時，可能維持正常值。然，一旦與卵磷脂之間的平衡不良時，就可能會出現高膽固醇血液等症狀。這就是所謂的「相對高膽固醇血症」。可是，一般（包括一部分專家在內）卻不了解。因此，有些人在三個月前的檢診時認爲「沒有異常」，結果卻倒下。這種例子並非少見。

例如，心電圖檢查，不僅僅只是靜躺在那兒接受檢查，也必須進行五～六分鐘輕度慢跑後再測定。否則，很難了解心肌血管的真相。好不容易進行檢查，卻忽略了很多的問題。因此，目前的檢查方法或分析方法，使很多的中高年層的成人病，尤其是血管系統的疾病成爲漏網之魚。

希望各位能夠牢記這一點。

Q　接受檢查時，應該注意哪些事項呢？

大野　目前所進行的血液檢查或尿液檢查項目有一〇〇項，其中有些是不必要的檢查，但是像中高年齡層的血液檢查，包括總膽固醇與中性脂肪及酯型膽固醇和磷脂質，都是必須檢查（測定）的項目。

Q 對於中年以後的人士而言，這是最大的問題呢！

大野 當然嘍！影響壽命的是心臟、腦、肝臟、血管、血液爲主的臟器、組織或細胞的「健康度」。就某種意義而言，這些都是「肉眼看不到的體力」。而這種「肉眼看不到的體力」，也就是「內部體力」，對我們而言，卻非常重要。

壽命和健康是一體的，對於中高年齡層的人來說，與其注重外部看得到的外部體力，倒不如注重內部體力。

我認爲必須要考慮到健康等於內部體力，不必過於重視外部體力。在體力方面，很多人會產生誤解，希望各位不要出現這種誤解，每天都能過著真正健康的生活。

第三章

今日「卵磷脂不足」已成為嚴重問題

高齡化社會與病態的老化、成人病

■成人病是如何發生的

Q 目前已經迎向「高齡化社會」，根據統計顯示，這種傾向會逐日增强。因此，今後如何巧妙地生存於高齡化社會，將是人生最大的問題了。

大野 一點也不錯。人光是長生，沒有任何的意義，除了長生之外，必須擁有健康。如果是纏綿病榻或成爲痴呆老人而得到長生，則不僅對本人，對伴侶或家人而言，都是重大的負擔。所以，唯有健康地安享天壽，才是真正幸福的人生。

Q 堪稱幸福的「長壽人生」之敵，應該就是成人病吧？

大野 對的。事實上，很多人在享受天壽之前就倒下。妨礙幸福長壽的一大要因就是「成人病」。

成人病有很多種。例如，動脈硬化、高血壓、心臟病（狹心症、心肌梗塞、心臟機能不全等）、腦中風（腦内出血、蛛網膜下出血。腦血栓、腦梗塞等）、癌症、糖尿病、腎臓病、痛風、風濕、慢性胃腸病……。

這些病狀輕微時，通常是二、三種疾病複合性地出現，然以現代醫學而言，想利用藥物採對症療法來治療，也往往束手無策。

Q　我們簡單地將這些疾病稱爲「成人病」，那麼，成人病的構造爲何呢？

大野　成人病是因「内臓或組織的某種老化（退化）」而產生的。老化又分爲自然發生的老化與病態老化，而成人病就是一種「病態的老化」。

任何人都一樣，隨著年齡的增長，會出現老化，這是很自然的事情。但是，問題在於「病態的老化」。原因有二，説明如下。

■看似豐富的飲食生活，卻是紊亂異常

Q　這二個原因是……。

大野　首先是「飲食紊亂」的問題。過食會造成營養偏頗，飲酒過量及加工食品的食品添加物……。我們每天所攝取的食物，六〇%爲加工食品。忙碌的上班族或單身人士，

很容易接受速食品。

這一類的食品，幾乎都含有食品添加物。而在加工食品中，特別要注意的，就是會導致成人病的「砂糖」、「鹽」、「脂肪」這三種「惡食」。此外，還有在加工過程中所進行的化學處理或熱處理等，也會破壞重要的營養素。例如，促進栽培的蔬菜，除了減少營養素以外，另一大問題，就是農藥殘留的問題。

Q 這是隱藏於「豐富飲食生活」背面的事實。

大野 是的。我們現在所看到的「豐富飲食生活」，只是食品數豐富。「外觀的豐富」與「營養面的豐富」是完全不同的。如果不了解這一點，只爲「外觀的豐富」所惑，每天持續攝取「紊亂的飲食」，就會罹患「成人病」。

Q 這一點我們已經了解，那麼，應該如何注意攝食問題呢？對成人病而言，更是要注意哪些事項呢？

大野 首先，不要被這些外在的豐富所迷惑，必須攝取其他次元「均衡的營養（飲食）」，才是最重要的。這種「均衡的紊亂」，也是造成「飲食紊亂」的一大要因。

■令人期待的ＷＨＯ（世界保健組織）的「長壽食菜單」

Ｑ　提及飲食，往往會以俄羅斯高加索地方的長壽與「長壽食」的關係。

大野　關於此，也有頗耐人尋味的研究。ＷＨＯ（世界保健組織）中的國際共同研究團體，進行有關「成人病與飲食」的調查研究。研究的具體課題是何謂「長壽食」？

Ｑ　世界性的長壽食研究，的確很有意思。

大野　其中間報告在一九八八年於京都召開的國際會議中加以發表。這是以日本、美國、俄羅斯、中國、紐西蘭、坦桑尼亞等世界二十幾國、四十二個地區，以及五十歲～五十四歲男女各一〇〇人為對象，進行血液、尿液及其他的各種檢查。

檢查結果是，循環器官疾病，亦即動脈硬化症、心臟病、腦中風、高血壓等與歐美人並駕齊驅的紐西蘭，一日平均攝取九二g的蛋白質，血液中的膽固醇是血液一〇〇mℓ中擁有二二〇mg。

但是，相反的，像前面你所說的因長壽而著名的俄羅斯高加索地方，其心臟病與腦中風患者較少，一日平均攝取一六八g的蛋白質，血中的膽固醇為七九mg，非常的低。

結果證明，血中膽固醇值較低的地區，亦即不具「多餘膽固醇」的地位，較多「健康長壽」的人。

今後將基於這項調查、研究，計劃製作「長壽食菜單」以做爲各國的模範。

對此我也深深抱持期待之心……。

■「不污染血液」、「不損害肝臟」的飲食

Q 對此期待真是很大呢！不過，在日本厚生省也選定基本食品，提示國人預防成人病維持健康的營養均衡食物。

但是，卻因個人肉體的勞動量、運動量，或飲食習慣、嗜好、地域差等，飲食内容也各有不同。雖說要求「均衡」，但具體而言，要注意哪些事項呢？

大野 具體而言，就是要攝取「不污染血液的飲食」，另一點是攝取「不損害肝臟的飲食」。所謂不污染血液的飲食，就是動物性脂肪較少，且醣類較少的飲食。另一方面，不損害肝臟的飲食，就是不要攝取放置太久的食物，儘量攝取新鮮的食物，減少酒精的攝取……。污染血液最大的元凶是膽固醇，至於其關係將於後段叙述。

Q　病態老化的第二原因是什麼呢？

大野　其次是「壓力」的問題。現代堪稱是「飽食與壓力」的時代，在公司被視爲企業戰士拚命地工作，在家庭中，則因爲夫妻間的問題或孩子的未來等而承受壓力。再加上環境公害所造成的壓力，使得人類必須承受更大的壓力。「過勞死」成爲社會問題，這也是壓力時代下的產生。

如果持續長時間存在第一、第二問題，則會對身心造成不良的影響，會加速「病態老化」的進行。這與自然、健康隨著年齡的增長而產生的自然老化是不同的。換言之，「成人病」以某種形態在進行著。

■五十歲以上有八〇％的人「缺乏卵磷脂」

Q　那麼，這種「病態老化＝成人病」到底與「卵磷脂」有何關係呢？

大野　像先前所述的「飲食紊亂」、「壓力」等不良的刺激，最後會全部將目標指向肝臟。肝臟是人體內最重要的臟器，卵磷脂也是藉著肝臟而生成的。

一旦集中攻擊肝臟，使肝功能減退……，在此過程中，肝臟生成卵磷脂的能力就會減退，結果就造成卵磷脂的缺乏。既然卵磷脂是在肝臟合成、生成，因此，一旦肝功能減弱時，卵磷脂的生成能力當然也會減弱。

Q 不僅對健康而言，對卵磷脂來說，肝臟也是重要的臟器呢！

大野 不錯。於肝臟生成的卵磷脂，掌管身體的新陳代謝，防止組織的退化，促進細胞的活性化，具有强力遏阻「病態老化」的作用。

稍後會爲各位詳述。根據實際證明，要防止目前成爲許多家庭問題的「老人痴呆症」，可借助卵磷脂的效果。因此，「成人病與卵磷脂」具有密切的關係。一旦卵磷脂不足，就會引起各種障礙。

Q 這麼說來，肝臟强壯者就不用擔心卵磷脂缺乏嘍？

大野 話是這麼說没錯，但是，目前中年以後的人，肝臟强壯者又有多少人呢？此外，就算是肝臟正常，也必須充分攝取膽碱、肌醇等成爲卵磷脂合成原料的營養素。

根據日本東京慈惠醫科大學及各種研究團體的報告，五十歲以上的人，八〇%有肝功能減退的傾向。這些人在肝功能減退的同時，卵磷脂的生成能力也會減退。因此，我們不得不承認，現在「卵磷脂缺乏」，已經成爲廣泛深入的問題了。

■卵磷脂的必要量是體重的百分之一

Q　不過，人類到底需要多少量的卵磷脂呢？我們外行人全然不解……。

大野　了解這些常識，也有助於維持平常的健康。此外，對於成人病的預防，也具有重大的意義。

簡言之，人體內的卵磷脂必要量爲體重的百分之一。以體重六〇kg的人爲例，體內必須擁有六〇〇g的卵磷脂。如果無法達到這個量，人體就無法正常運作。

肝臟正常的人，能夠生成體重百分之一的量。但是，如前所述，目前中年以上八〇%的人因爲某種因素，肝功能減退，也就是卵磷脂生成能力減退，所以要補充不足的分量。

Q　這麼一來，如果不足，就只好藉著卵磷脂健康輔助食品來加以補充嘍！但是，這個百分之一量的卵磷脂，到底是體內的哪些組織需要它呢？

大野　首先，最需要的就是「腦」與「神經系」。這些組織一旦缺乏卵磷脂，就會出現「痴呆」（老人性痴呆）。此外，如果合成生成卵磷脂的肝臟本身的卵磷脂不足時，則不僅是肝臟，連整個體內組織都會產生各種毛病。

Q 所以在成人病，亦即病態老化的關係上，卵磷脂受人注目的理由就在於此嘍？

大野 成人病是在沒有自覺症狀時偷襲而來的疾病，這是由於在不知不覺中肝功能減退所造成的。減退原因，多半是由脂肪附著於肝臟，造成「脂肪肝」，使肝臟無法正常發揮作用所致。因此，要去除肝臟的脂肪。亦即擁有「乾淨的肝臟」，才是遠離成人病的關鍵。

■克服成人病必須補充卵磷脂

Q 中年以後必須注意脂肪肝的問題……對健康而言，這才是大事呢！

大野 脂肪肝造成肝臟的污濁，在形成成人病的前階段，就會出現肥胖、斑點、白髮、痴呆、陽痿等的老化現象，最後就產生成人病。

爲避免成爲臥病在床的老人或老人痴呆、猝死的悲劇上演，絕對不可忘記這一點。

Q 像您先前所說的病態老化，亦即導致成人病的脂肪肝的原因，也是由於卵磷脂不足所致嗎？

大野 是的，暴飲暴食、偏食造成營養的偏頗，加上食品公害等飲食生活的紊亂，以及壓力，還有「卵磷脂不足」，都是主要的原因。因此，爲防止脂肪肝，使肝功能恢復正常運作，則務必要補充卵磷脂。

根據統計顯示，進入中年以後，卵磷脂不足是無可避免的事實。

Q　用什麼方法可以得知自己缺乏卵磷脂呢？

大野　最簡單的方法，即是經由血液檢查測定血液中卵磷脂的量。血液中的卵磷脂正常值是血液一〇〇mℓ中含有約二五〇mg。如果低於這個數值，就表示卵磷脂缺乏……。需要立即補充。

Q　過了五十歲以上，既然八〇%的人有肝功能減低的傾向，則是否要認真地「補充卵磷脂」呢？

大野　不錯，一定要認識自己並不是特別身體，也不是金鋼不壞之身。

Q　我們在每天的飲食生活中會攝取一些大豆、豆腐等食品。這些食品中含有卵磷脂，攝取這些食品後，是否就不必再服用卵磷脂營養輔助食品呢？

大野　這是很多人共通的想法。但在此我先説結論。很遺憾的是，與各位的想法完全不同。要補充人體缺乏的卵磷脂，光靠普通食物中所含的大豆食品是不夠的。

例如，每天攝取六～七粒的健康—U，乃是最理想的攝取量。所攝取到的卵磷脂量，約爲三～四g。但是，如果要靠攝取大豆來得到這些卵磷脂量，則需吃二〇〇～四〇〇g的大豆。

Q 那一定會吃膩的。我們不可能整天都吃豆腐、納豆。

大野 蛋類或其他的油脂類中也含有卵磷脂，但是，以大豆的含量較多。連大豆的量都要攝取那麼多，因此，要從其他食品中攝取到有效量，那更是不可能的。所以，從中年開始，爲了維持、改善健康，還是要積極地攝取卵磷脂營養補助食品。

第四章

擁有乾淨的血液是健康的條件

卵磷脂與膽固醇的生理作用

■血液中的〈多餘脂肪〉會成為害處

Q 中年以後，多半會在意膽固醇的問題。我的朋友都很關心這個問題呢！以前，外行人的說法是「血液淨化說」，亦即「經常保持血液乾淨，才不會罹患疾病」。雖了解這一點，但要如何才好呢？一般人並不知道具體的方法。

大野 正如你所說的，血液是否乾淨，是一個人「健康的指標」，對於維持健康而言，是非常重要的事情。乾淨的血液，暢通地循環於全身，能夠將氧與營養物運送到各細胞，並把細胞所排出的二氧化碳或老舊廢棄物排出體外……。

Q 這就是所謂的新陳代謝嘛！如果血液污濁、粘著（粘性）、骯髒，就無法使新陳代謝順利地進行嗎？

大野 對的，這種狀態（血液的粘著、污濁）長年持續下去，則體內的每個細胞都會積存疲勞，喪失細胞的活力，抵抗力減弱，成爲容易罹患疾病的體質。

所以，昔人所說的「乾淨的血液創造健康」，理由就在於此。

然而，要如何做才能創造乾淨的血液呢？首先，要了解血液變得粘著、骯髒的「原因」。

Q　簡單地說，原因是……。

大野　污濁血液的原因，即是血液中所含脂肪（膽固醇與中性脂肪）中的「多餘脂肪」。

「血液中的『多餘脂肪』」有害健康……。只要清楚地了解到這個概念，則從中高年齡層開始的維持健康之方法、手段，都能加以解決。

Q　多餘的脂肪，指的是多餘的膽固醇或中性脂肪嗎？

大野　的確如此。但問題在於「多餘」到底是以何種基準來判斷。以膽固醇爲例，正常值爲血液一〇〇cc中，總膽固醇爲一八〇～二〇〇mg。

如果超過這個數值，則多出的部分即爲多餘的膽固醇。要了解這項敘述，非常的簡單，但事實並非如此，因爲還隱藏著重大的問題。

目前接受血液檢查與健康診斷而認爲「沒什麼問題」的人，也許不久之後因爲罹病而突然死亡……這種例子甚多。

■脂肪與脂蛋白的關係

Q 這就是普通的血液檢查或健康診斷出的「隱藏問題」嗎？是否有其他的判斷基準或平衡方法呢？

大野 是的。雖然這兒所談論的話題略涉專門，但內容十分重要，各位一定要了解。我們從食物中所攝取的脂肪，由血液運送到各組織、器官，發揮有效的作用。但是，最重要的是，這些脂肪一旦進入血液中時，成爲一種包括開羅微粒（一種脂蛋白）在內的脂蛋白（參照圖V）而存在，藉著脂蛋白代謝，與血液共同流竄於全身。

看圖之後，各位就可以知道，所謂脂蛋白，就是由「蛋白質」、「三酸甘油酯（中性脂肪）」、「膽固醇」、「磷脂質（卵磷脂）」所構成。圖中所顯示的數字，則是各成分的正常比率。

Q 由此具體地展開「脂肪作用」嗎？

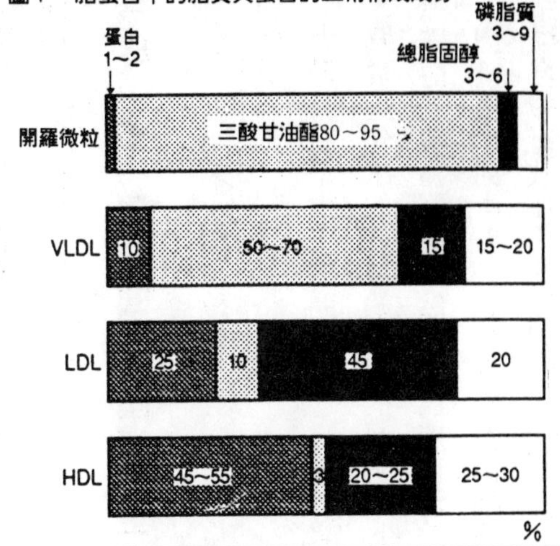

圖V　脂蛋白中的脂質與蛋白的正常構成成分

大野　從食物中所攝取的脂肪，經由開羅微粒這種脂蛋白而轉化爲VLDL（超低比重脂蛋白＝主要運送中性脂肪）與LDL（低比重脂蛋白＝主要運送膽固醇）。

也就是說，在二～三小時內，開羅微粒會轉換爲VLDL或LDL，正常（健康）人空腹時，血液中不存在開羅微粒。脂肪在肝臟中再進行轉換，成爲HDL（高比重脂蛋白）。看圖之後，各位即可明白HDL中含有大量的蛋白質與磷脂質（卵磷脂）。其生成時，形成不同於其他脂蛋白的圓板狀，藉由磷脂質（卵磷脂）的作用，與末梢組織或細胞「多餘」的「遊離型膽固醇」結合，成爲「酯型膽固醇」；溶入HDL中，成爲球狀，回到肝臟，轉換爲膽汁，排出體外。

Q　先前您說「遊離型膽固醇」或「酯型膽固醇」，指的是什麼呢？

大野 簡言之，這是膽固醇的兩種形態。一種是「與卵磷脂結合的酯型膽固醇」，另一種是「不直接與卵磷脂結合的遊離型膽固醇」。只要看脂蛋白的圖，或看「膽固醇、卵磷脂複合體」的圖，各位即可了解，膽固醇與卵磷脂（磷脂質）具有密不可分的關係。

因此，在談到膽固醇的同時，也必須要敘述其與卵磷脂的關係，否則不能夠真正了解膽固醇。

■「好」、「壞」膽固醇論過於單純

Q 近年來，膽固醇的「好」、「壞」經常被議論紛紛，卻完全沒有談論到「與卵磷脂的關係」。

大野 這是很大的問題點。膽固醇具有很多的側面，因此，要從各種角度來加以探討。關於近年來的好壞論，我的見解是，雖然很多人認為HDL膽固醇是好膽固醇，LDL膽固醇是壞膽固醇，然我認為這種理論過於單純。

因為壞膽固醇LDL具有將膽固醇運送到末梢組織等處的作用。事實上，也是能在末梢組織發揮有效作用的膽固醇。我們將它視為壞膽固醇，是因為當脂蛋白中的平衡異常時，大幅超出膽固醇正常值（四五％）的部分，就是壞膽固醇，因此，錯不在LDL膽固醇。

也就是說，壞膽固醇應該是超出的分量，亦即前面敘述過的「多餘脂肪（膽固醇）」。

Q　所以，以好壞爲前提來談論膽固醇，這即是錯誤的看法。我認爲應該更詳細探討以往膽固醇論中最缺乏的「膽固膽與卵磷脂」的關係……。

大野　前面已經說過，血液中的膽固醇是藉著卵磷脂形成兩種形態而存在。一種是與卵磷脂結合的酯型膽固醇，另一種是不與卵磷脂直接結合的遊離型膽固醇。

如果正常的話，應該是酯型膽固醇占六五～七〇％，遊離型膽固醇占三〇～三五％，這種狀態即是「膽固醇平衡」。

但是，與卵磷脂緊密結合的酯型膽固醇並不會附著在血管壁，而遊離膽固醇不能夠直接與卵磷脂結合，多半是藉著靜電作用與較弱的卵磷脂「互抱」，而「浮遊」於卵磷脂作用的系統（範圍）中。

Q　所以才會有「遊離型」的稱呼。然而，如果卵磷脂減少，而擁抱的靜電作用能力減退，那麼也會出現問題嘍？

■「多餘遊離型」附著於血管壁

大野 的確如此，一旦血液中的卵磷脂缺乏，當然，靜電作用能力也會減退。這時就無法擁抱膽固醇，使得遊離型膽固醇大量增加……。前面曾經提及，在膽固醇平衡中，血液中的遊離型膽固醇應該占三〇～三五％才是正常值，一旦形成四五％或五〇％時，遊離型膽固醇分子會在自由的狀態下互相合體重疊，從卵磷脂能夠作用的系統脱離。因此。遊離型膽固醇會先行一步附著於血管壁。

Q 如此一來，就形成重大問題了。

大野 這的確是重大問題，「壞膽固醇」具體的姿態就於此出現了。由於卵磷脂缺乏，使得正常膽固醇平衡崩潰，從卵磷脂系統脱離出來的「多餘」遊離型膽固醇，即是「壞蛋」。但是，遊離型膽固醇並不是一開始就是「壞蛋」。

Q 爲了維持正常的膽固醇平衡，需要多少的卵磷脂呢？請博士進一步的説明。

大野 這是非常重要的問題，首先，爲了保持膽固醇平衡，體內或血液中要攝取多少

式Ⅰ

$$\frac{\text{卵磷脂量（210～270）}}{\text{總膽固醇量（180～220）}}=1.1\sim1.3$$ 卵磷脂、膽固醇平衡

式Ⅱ

酯型膽固醇	65～70％	膽固醇平衡
遊離型膽固醇	30～35％	

卵磷脂呢？在探討這個問題時，我們要先了解卵磷脂與膽固醇的關係。

我將其稱爲「卵磷脂、膽固醇平衡」。請看（式Ⅰ·Ⅱ）。血液中的總膽固醇和卵磷脂以這般的關係而成立。也就是說，以卵磷脂和總膽固醇的比率來看，卵磷脂需要一·一～一·三倍的量。

此外，如前面所敘述的，體內所需要的卵磷脂的量，至少爲個人體重百分之一的量。換言之，體重六〇kg的人，則要擁有六〇〇g，一〇〇kg的人則需要一kg。如果體內經常無法保有這些量的卵磷脂，則身體各器官無法正常運作。

■根據科學證明，卵磷脂能夠溶解附著的膽固醇

Q　如此一來，正如您先前所述，在身體各個臟器會引起障礙。現在，我也充分了解到所謂「壞膽固醇」，是指超出正常值部分的遊離型膽固醇。

而中年人士較擔心的問題是「已經附著於血管壁的多餘膽固醇」。卵磷脂具有溶解這種膽固醇的作用……。

大野 這是重點，也是只有卵磷脂才具有的特徵，亦是卵磷脂有助於健康長壽的一大原因。

卵磷脂能夠溶解膽固醇，就此意義來看，就是「將遊離型膽固醇轉化為酯型膽固醇」。能溶解掉HDL（高比重脂蛋白）在各組織及細胞用剩的膽固醇，也能溶解掉已經附著於血管壁的膽固醇，運送到肝臟，進行基本的化學結合。

Q 是否已經由科學證明中年以後使用卵磷脂還為時不晚呢？

大野 是的。世界各國的研究者們確實進行這個實驗與研究，且已經清楚了這個事實。為各位介紹其中的一項實驗。

一九三五年由斯培里，一九四七年由雷布雷敦等世界著名科學家所進行的實驗，證明「藉由膽由醇的酯化反應的進行，血液中的遊離型膽固醇與卵磷脂都減少了」。

這個實驗，是將卵磷脂注入新鮮的血液中，在三七度C（體溫）中擱置數小時，發現遊離型膽固醇減少，大致上增加了等量的酯型膽固醇。

當然，這個實驗完全沒有由外部增加任何的反應促進劑等物質。

斯培里、雷布雷敦等人的實驗研究及新的發現，可以說是踏出世界性的卵磷脂研究的第一步，也可以說是「有意義的發現」。因爲後來了解到『在體內的卵磷脂藉著生理及生化學反應而消耗量』。此外，『在體內的磷脂質（卵磷脂）的有效時間爲六～九小時』……促使這些新事實被發現，讓世人了解卵磷脂「對健康有效」，是重要的基礎實驗。

■檢查膽固醇的同時也一併進行「卵磷脂量」的檢查

Q　爲什麼一定要維持血液的乾淨，此外，卵磷脂與膽固醇具有密不可分的關係等，以往我們不知道的「膽固醇」的問題，相信各位讀者現在都已經了解了。

次章會介紹「各種成人病與卵磷脂效果」，不過，在此之前，因爲膽固醇與卵磷脂的關係是引起成人病重大的要因，故在進入各項討論前，能否請博士再爲我們簡單地說明一下。

大野　這確實是相當重要的問題。以往在討論到動脈硬化或肥胖，和其它與健康的關係上，膽固醇或中性脂肪被視爲是「惡魔」。然事實上，對於人體的生理活性來說，它是必要的存在。

因此，絕對不要將其視爲惡魔來處理。大部分的人都不明白「膽固醇與卵磷脂」的關係，視其爲惡魔，而引起了種種的問題。

Q 例如，在接受血液檢查或健康診斷時的基本知識是很重要的。

大野 是的。至少在接受血液檢查時，不要只是檢查總膽固醇值，也要一併檢查酯型膽固醇與遊離型膽固醇值，還有磷脂質（卵磷脂）的值。要定期確認其平衡是否正確，有沒有崩潰。

只要利用先前說明的（式Ⅰ・Ⅱ），就能夠確認是否到達平衡的狀態。一旦發現卵磷脂（磷脂質）的量不足時，就要經常補充良質的卵磷脂。畢竟過了中年以後，多半會出現不足的現象……。

Q 如果卵磷脂的量多於平衡值，那麼是否有害處呢？

大野 完全沒有問題，反而是可喜的現象。不過，根據我的經驗，這種情形十分少見。

■與其大量攝取蔬菜，還不如攝取「卵磷脂」

Q　總之，光是進行一般常識性的檢查，無法發現真正的問題。

大野　沒錯。例如，在進行膽固醇檢查時，如果不一併檢查磷脂質（卵磷脂）的量，就不具任何的意義。

即使總膽固醇爲二〇〇mg的正常值，但是磷脂質（卵磷脂）的量在正常值二六〇mg以下，只有二〇〇mg或一五〇mg時，就會造成血液的污濁，形成「相對高膽固醇血症」，引發同於高膽固醇血症的動脈硬化或高血壓。

Q　最近提倡「多攝取蔬菜」，這是否與膽固醇有關呢？

大野　飲食歐美化問題，也是很重要的一環，關於這一點，略做說明。在體內，膽固醇一日合成一・五～二・〇g。從飲食中攝取富含膽固醇的食品，至多也只能達到〇・三～〇・五g左右。只要不是因甲狀腺異常等無法促進合成，則基本上能使膽固醇的量維持穩定。但是，如前面所敘述的，到了中高年齡層以後，肝功能減退，體內卵磷脂不足，即使膽固醇維持正常值，也無法利用卵磷脂處理掉多餘的膽固醇，結果使得膽固醇附著於組織、細胞或血管壁。

雖然膽固醇在正常值之內，但因加以處理的卵磷脂不足，而使得正常的物質變成「多餘」的物質了。

在有關對應膽固醇方面，最近提倡多攝取蔬菜（食物纖維），但是，我認爲攝取卵磷脂更爲重要，也是有效的方法。食物纖維並不能夠減少進入血液中的膽固醇，此外，從食物中所吸收的膽固醇量，如先前所述，大致維持穩定，所以應該要攝取卵磷脂。

Q 已經非常了解了。請在各次章中爲我們說明「各成人病與卵磷脂的效果」吧！

第五章

由疾病別看神奇的「卵磷脂效果」

擊退可怕成人病的卵磷脂

動脈硬化與卵磷脂效果

■成人病的根本原因為何

Q 最近大家都知道成人病的可怕，因此，會努力改善自己的飲食想要加以預防，但是無法持之以恒，真是讓人困擾。

在此，我想請問博士的是，成人病的根本原因爲何……。

大野 這不是三言兩語能夠説明清楚的問題。不過，我認爲應該從膽固醇所造成的「大動脈的粥狀動脈硬化」開始談起。

所謂大動脈，就是行經心臟、腦、腎臟等部位的粗大動脈。關於粥狀動脈硬化生成的構造，先前也談及過，原因之一，即是由於血液中的膽固醇因卵磷脂不足，造成卵磷脂、膽固醇平衡或卵磷脂、膽固醇平衡崩潰，相對的，使得遊離型膽固醇增加所致。

Q　亦即形成「多餘的」遊離型膽固醇。

大野　是的。這個多餘的遊離型膽固醇，脫離了卵磷脂的擁抱作用，脫離了各脂蛋白所作用的範圍，最後就附著於血管壁。

一旦血管稍微受傷或由於其他原因，就會使得這種遊離型膽固醇侵入血管內壁，長年累月就會石灰化，形成大動脈的粥狀動脈硬化，變得固定化。

Q　這麼說來，多餘的遊離型膽固醇還真是可怕呢！

關於這一點，是否有簡單明瞭的實驗資料可做參考呢？

大野　這是由日本慶應大學醫學部內科所進行的實驗。依年齡別調查附著於大動脈血管壁血管一g中膽固醇的量，結果得到如下的資料。

◇未滿十歲兒＝　一·四毫克

◇十歲代　　＝　二·一毫克

◇二十歲代　＝　四·四毫克

◇三十歲代　＝　七·四毫克

◇四十歲代　＝一三·二毫克
◇五十歲代　＝一八·四毫克
◇六十歲代　＝二三·七毫克

抽樣調查這些人血管壁中附著這麼多膽固醇，但問題在於這些人的血液檢查結果，膽固醇皆爲正常值，這的確是可怕的事實。

■四十歲以後要補充卵磷脂

Q　根據這個資料顯示，工作旺盛的年齡層三十歲代到四十歲代人士，膽固醇沈著於血管壁的情形激增。事實證明，從這個年代開始就已經出現成人病了。

大野　這是非常簡單明瞭的資料。此外，還有大阪大學醫學部內科所進行的實驗例。持續兩週讓二十歲代與四十歲代的人每天吃九個蛋，檢查血液中的膽固醇量，發現四十歲代的人爲二十歲代者的兩倍。這到底意味著什麼呢？也就是說四十歲代的人的代謝極差，亦即血液中或體內的卵磷脂缺乏。

Q　大野博士以前就曾說，爲了健康，「四十歲以後的人大都要服用健康—U」，理由就在於此吧！

大野　是的。正如這些具有權威性的資料所顯示的，到了四十歲以後，膽固醇的代謝急遽惡化，成爲大動脈硬化的要因。可是，這並不是意味著「膽固醇是壞蛋」。對於兒童的成長、腦或神經的正常運作而言，是必要的物質，同時，也是性荷爾蒙、副腎皮質荷爾蒙、維他命B等的原料，是必要不可或缺的營養素。

問題在於我們不要讓膽固醇成爲壞蛋，要經常補充卵磷脂，要努力維持「卵磷脂、膽固醇平衡」。

■引起動脈硬化的構造

Q　四十歲以後，服用「健康—U」，能夠預防可怕的大動脈硬化。那麼，同樣是屬於動脈硬化的細動脈硬化的情形又是如何呢？

大野　膽固醇附著於血管壁之部分，多半爲粗大動脈，亦即是大動脈。比較細小的動脈，通常不會出現沈著的現象，然也會出現硬化的事實。

其中一個原因就是壓力……。連續的壓力造成血管持續緊張，漸漸喪失血管壁的柔軟性。第二點是大動脈的粥狀動脈硬化，引起高血壓，使得較細的血管經常維持緊張狀態，這也是其喪失柔軟性所致。

事實上，這兩者可能是同時產生的作用，連比細小血管更細小的微血管都會硬化，這即是包括微血管在內細小血管硬化的原因。

Q 引起硬化的構造物爲何呢？

大野 簡言之，人體所有的部分都是由細胞所製造出來的。由於細胞正常的活動，我們才能夠維持健康。因此，經常供應新鮮的氧與營養是必要的。而將其運送到全身細胞的，就是血液，而將血液送出的，則是心臟。

心臟一分鐘內將四～五ℓ的血液送到體內。大動脈是由心臟伸出的血管。假設大動脈有膽固醇沈著，則血管會變得狹窄，血液循環不順暢。然身體一分鐘內卻仍需要四～五ℓ的血液，故心臟必須更用力地送出血液。

所謂更用力，即是以「高壓力」送出血液，這種狀態就形成「高血壓」。高血壓的原因尚有許多，但這是一大要因。

血管是以心臟爲主而相連的管狀系列，由心臟送出的「高壓力」，透過血液，當然會傳達到全身的動脈。因此，雖然大動脈只會出現粥狀動脈硬化，但是，由心臟所形成的「高壓力」，一旦送出血液，就會一直持續高血壓的狀態，如果置之不理，就會漸漸地惡化。

■血管柔軟性也有界限

Q　原本血管具有伸縮的柔軟性，但其性質卻無法成爲對付壓力的緩衝力嗎？

大野　是的。原本血管有如橡皮管一般，是具有柔軟性的彈性物體，因此，對於壓力具有某種程度的緩衝力，然其彈性也有一定的界限。

例如，血液經常是以高壓力方式送出的話，則細動脈經常會保持過度緊張的狀態，如果這種緊張狀態一直持續數年，則會超過血管本身的彈性界限，就好像斷裂的瓦斯管一樣，會逐漸喪失柔軟性，而造成細動脈硬化。

Q　長時間持續這種狀態，會出現腦中風、心肌梗塞等結果吧！

大野　不錯。根據以前慈惠醫大內科所發表的資料，發現「國人大動脈硬化三十～四十歲的人達到二五%，從這個年代開始已經出現硬化的現象。五十歲代的人，則八〇%有硬化的現象……。而比大動脈硬化稍遲的是，四十歲代開始，冠狀動脈、腦動脈、腎動脈等臟器動脈依序硬化，導致心肌梗塞、腦中風、腎不全（尿毒症）等，結果會縮短壽命。這之中，與其他的臟器動脈硬化相比，大動脈硬化最早出現，更糟糕的是，動脈硬化是在『無自覺、無症狀』的情況下進行……」

Q 總之，細動脈硬化的原因，與其說是壓力，還不如說是大動脈硬化的影響所造成的吧！

大野 是的。壓力所造成的緊張也是原因之一。但就理論而言，壓力一般都是暫時性，而不是恒常性。然而，大動脈硬化所導致的血管緊張，卻會一直持續下去。以這個意義來說，大動脈硬化所造成的影響力更大。

Q 因此，對健康來說，預防大動脈硬化是十分的重要吧！

大野 之前我也說過，芝加哥大學的卡茲教授表示：「人類只要没有動脈硬化的現象，能夠活到一百五十歲。」包括卡茲教授在內，很多研究者爲了研究出「健康長壽的方法」，而絞盡腦汁思索要如何去除因多餘脂肪而造成的血液污濁或粘著，使血液變得乾淨，藉此預防大動脈硬化……這堪稱是目前最重要的問題。

■只有卵磷脂能夠「溶解」膽固醇、中性脂肪

Q　在我們的周遭充滿著各種「健康法」，到底要採取何者，實在令人迷惘……。

大野　這是很多人的煩惱。但是，必須要了解的是，人體的構造是依據科學的法則而成立的。

因此，健康法是否根據科學理論來進行，這是很重要的。例如，前面曾經提及，有的人認爲攝取亞油酸等不飽和脂肪酸能夠減少膽固醇，認爲不飽和脂肪酸能夠溶解膽固醇。但是，亞油酸並不具有這種作用。這是誤解，而且這也是容易讓人產生誤解的健康法。

正確地說，應該是「不吃膽固醇食品，吃不飽和脂肪酸食品，就能夠減少膽固醇」。因此，與健康有關的常識，必須以科學的方式來了解與注意。

真正唯一能夠「溶解」膽固醇或中性脂肪的是「卵磷脂的作用」。

高血壓與卵磷脂效果

■「本態性高血壓症」的要因與對策

——主要原因在於相對性高膽固醇血症——

Q 高血壓也是中年以後人士所煩惱的問題。雖然擔心藥物的副作用，但是一旦服用後，就必須終生服用。如此棘手的高血壓，其生成原因爲何呢？

大野 的確，高血壓是麻煩的疾病之一，其原因主要在於本態性高血壓。大家都知道，高血壓分爲「本態性高血壓症」與「症候群高血壓症」。較麻煩的是本態性高血壓症。因爲發生的原因不明，所以也沒有確切的治療法。

另一方面，症候性高血壓是原因清楚的高血壓。例如，因爲腎功能不良或因爲其他疾病而使血壓上昇。只要治療疾病，即可治療高血壓。在此，我們就來探討不明原因的本態性高血壓症。

本態性高血壓的成立要因包括：

①攝取過多的鹽分。

②壓力。

③遺傳等家族要因。

④動脈硬化。

這是一般的說法，但是，我認爲還有第⑤項原因，亦即「相對高膽固醇血症」。而且，可以說第⑤項是本態性高血壓最大的原因。

目前所使用的降壓劑，主要是血管弛緩、擴張劑、利尿劑、鎮靜劑等。在此，我認爲應該要使用「膽固醇與中性脂肪溶解劑」。

Q　這是對付相對性高膽固醇血症的方法嗎?但是，根據最近的新聞報導，一九九一年接受健康診斷的人之中，發現高膽固醇血症的爲九·八%，比前年度減少。是否因爲接受健康診斷的人大幅增加所致呢?

大野　我也讀過這篇報導，但是其中存在著問題。像先前我說過的，我對現在的膽固醇檢查抱持著疑問。雖然血中總膽固醇值爲正常值，但並不代表就不會罹患高膽固醇血症。

因此，要仔細分辨卵磷脂與膽固醇的平衡，藉此判斷是正常值，還是高膽固醇血症，或是前述的相對性高膽固醇血症。如此才能夠明白高膽固醇血症的實態。

Q 這麼說來，原因不明的本態性高血壓，也和卵磷脂有莫大的關係嘍！亦即相對性高膽固醇血症是引起本態性高血壓的主要原因嘍！

大野 對的。本態性高血壓的最大特徵，就是「恒常性高血壓」。可能是因食鹽、壓力或其他原因所引起而必須重視這些原因。以食鹽的情形爲例，可以持續進行減鹽食，但就壓力而言，則除了特殊生活之外，不可能完全免除壓力。

經由持續的研究，我認爲能夠以科學觀點來考量的本態性高血壓症的要因，應該是由於「卵磷脂、膽固醇平衡」崩潰，導致相對性高膽固醇血症發生，因而產生大動脈粥狀動脈硬化，造成高血壓的發生。此外，血液的粘著度上昇，也會引起高血壓的發症……。這兩者所引起的高血壓，應該是「本態性高血壓症」的真正原因。

由這個意義來看，補充卵磷脂，保持「卵磷脂、膽固醇平衡」維持正常，對於因本態性高血壓症而煩惱的人而言，是重大的事情。

腦中風與卵磷脂效果

■利用卵磷脂清除血管

Q　成人病多半是因血液、血管的問題所引起的，其中，最可怕的就是腦中風與心臟病。首先，請博士爲我們説明卵磷脂對於腦中風有何效果。

大野　在談論卵磷脂的效果之前，我們先來討論腦中風。我們所説的「腦中風」，包括腦内出血、蛛網膜下出血、腦梗塞、腦血栓（腦軟化症）、腦塞栓等，還有暫時性腦虛血發作等，擁有各種不同的症狀。

這些原因是由於高血壓、動脈硬化、血液中遊離型膽固醇增加，造成多餘的膽固醇積存，阻塞血管所致。

在此簡單説明這些主要原因的發生……。

一、腦内出血　例如，因高血壓等而使得血管長時間持續緊張狀態，腦的微血管破裂而引起腦内出血。其症狀是，很有元氣的人突然昏倒，形成昏睡狀態，同時，出現半邊顏面扭曲，手腳神經、運動麻痺等症狀，或如熟睡般地鼾聲大做。

腦内出血非常的危險，一週内的死亡率極高，即使逃離死亡的厄運，也可能出現半身不遂、語言障礙、精神障礙等後遺症。

二、蛛網膜下出血　由於腦底部的動脈瘤或腦血管瘤破裂，使腦表面的軟膜與外側的蛛網膜之間出血。會突然發作，產生劇烈的頭痛、嘔吐及意識模糊等症狀。最近，由於外科手術發達，死亡率降低，而且，半身不遂與其他的後遺症也減少了。

三、腦血栓　動脈硬化不斷進行，會影響腦動脈。血液中浮遊的膽固醇或血小板的粒子，抑或是複合體變硬，阻塞腦動脈，結果就會發生腦血栓。所謂的腦軟化症，幾乎都是由腦血栓所引起的。

八〇%以上的腦血栓，都會出現動脈硬化的現象，以中、高年齡層較多。此外，即使不是高血壓患者，也會出現。有時會出現劇烈的發作，但通常會出現頭重、頭痛、頭昏眼花、耳鳴、肩膀酸痛、血氣上衝、暫時性四肢麻痺、舌頭打結等症狀，出現持續性的發作現象……。死亡率較低，其後遺症則是運動麻痺與語言障礙。

卵磷脂對於腦中風有效，這是因爲卵磷脂能對有關血液、血管的疾病發揮功效所致。如前面所述。卵磷脂能溶解附著於血管壁的膽固醇，使血液乾淨，促進血液循環順暢。也就是說，去除多餘的脂肪、黏著、老舊廢物，清除血管，斷絕動脈硬化的原因。因此，卵磷脂可說是預防腦中風的最佳方法。

心臟病與卵磷脂效果

■防患心臟不全等「猝死」於未然

Q　中、高年齡的人最感不安的就是心臟不全……。有關心臟病方面的成人病，像「心臟不全」等狹心症、心肌梗塞，都是令人擔心的問題……。其原因還是始於動脈硬化。包括心臟的功能在內，請博士爲我們探討一番。

大野　的確，最近中高年齡層死亡的原因中，「心臟不全」的比率增加，且以猝死的方式出現，故讓人憂心。

關於狹心症或心肌梗塞的原因……，就是由於心肌的血管受阻，血液循環不暢而造成發作。虛血性心臟病的情形亦然。在此，我們就來討論心肌梗塞吧！

衆人皆知心臟將血液送到全身，具有優良的唧筒作用。而在此作用中，具有耐久力的特殊肌肉，即是「心肌」。

只要生命存在，心肌就會不眠不休地送出血液，亦即重複進行收縮與鬆弛的動作，因此，需要大量的氧與營養素。但是，將氧或營養素送到心臟肌肉的冠狀動脈或心肌中的動脈，則由於膽固醇或中性脂肪引起動脈，或是血液的黏性增强，血液循環不順暢，使心肌麻痺，就會成為狹心症或心肌梗塞的原因。

基本上，腦中風、狹心症、心肌梗塞等的根本原因相同，只是因個人的生活或環境的不同，可能先出現於腦或先出現於心臟而已。

Q 很多人擔心不整脈的問題……。

大野 我們稍微探討一下不整脈的問題。我們的脈搏跳動次數（心跳數）一分鐘以六〇～八五為正常數值。如果達到九〇～一〇〇以上，則為頻脈，六〇以下為徐脈。

然而，不整脈並不是指脈跳數太多或太少，而是說雖然脈跳數正常，但規律不穩定，可能中途少跳一次，或連續跳二次。只要自己量脈搏，或用血壓計測量，即可了解。不整脈也分為良性與惡性，有時，沒有什麼特殊疾病，也會出現不整脈的情況。不過，中高年齡以後，不整脈會成為高血壓或心肌梗塞的基礎，因此，不可掉以輕心。

包括狹心症或心肌梗塞等在內，因為心臟不全所引發的「猝死」等心臟病，其對策當然是以卵磷脂等爲優先考慮。因爲它能夠防止膽固醇或中性脂肪的沈著，即使附著，也能夠使其溶解，防止動脈硬化或血液的黏著，隨時保持血液乾淨，因此，是最重要的物質。

肝病與卵磷脂效果

■「沈默臟器」的可怕

Q　有「沈默臟器」之稱的肝臟，如前所述，中、高年齡層八〇%以上都有肝臟功能異常的傾向，這可以說是一種現代病，也算是典型的成人病。沈默臟器，也就是說在完全沒有自覺症狀的情況下，病情不斷地惡化，令我們感到忐忑不安。根據前面的說明，卵磷脂於肝臟生成，那麼，肝臟與卵磷脂應該具有密切的關連嘍？

談到肝病，首先讓人連想到的就是「肝炎」、「肝硬化」，請爲我們說明一下……。

大野　不錯。你也知道，肝臟有「體内綜合化學工廠」之稱，發揮多種作用。在此，我們簡單地來探討一下肝病，也就是一般所謂的肝炎。

肝炎一旦慢性化，就會逐漸地成爲肝硬化，甚至會演變爲肝癌。肝炎大致可分爲病毒所引起的B型肝炎、C型肝炎，以及與成人病無關，是因為輸血所感染的血清肝炎。另一種是病毒以外的物質所引起的肝炎，這可視為是成人病的一種，也包括肝硬化在內。

Q 成為成人病的肝病原因，是否由於飲酒過量呢……。

大野 除病毒以外，也就是說成為成人病的肝病之發端，是始於「脂肪肝」，其原因之一是酒（威士忌等），再加上暴飲暴食→長年不規律的生活→壓力→脂肪肝、肝炎→肝硬化，這即是造成肝病的典型路線。

Q 酒與肝炎、肝硬化的關係，雖然已經了解，但卻不知道持續飲用多久期間與多少量，才會造成這種疾病？

大野 因人而異，各有不同。我們就一般的情況來討論吧！若以日本酒來換算，一日平均喝五壺以上，持續喝十年，就會出現肝炎等肝臟毛病。持續二十年，就會造成肝硬化。

然而，即使沒有長年飲酒，也要覺悟到可能會引起某種程度的肝臟毛病。亦即量多且長時間持續，當然會受到肝硬化的威脅。

■嗜酒人士每日要攝取卵磷脂

Q　請博士詳細爲我們分析「酒與肝臟毛病」的關係。

大野　飲酒過量或長期飲酒，會造成肝功能減退。如此一來，就會影響卵磷脂的作用。因爲肝功能減退，直接產生的影響，就是「肝臟的卵磷脂合成能力減退」。

目前，大家都非常注意「脂肪肝」的問題，且感到不安。這是由於肝臟中的卵磷脂（膽鹼、肌醇等好脂性物質）不足，結果，在肝臟內，就會促進碳水化合物形成脂肪，沈著於肝臟……這就是所謂的「脂肪肝」。

Q　簡言之，「脂肪肝是由於卵磷脂不足所造成的」。但是，通常肝臟內維持多少的脂肪量呢？

大野　一般爲五％左右，成爲脂肪肝以後，會達到三〇％以上。這麼一來，肝臟的卵磷脂合成能力減退，導致脂肪沈著量增加，形成惡性循環。

在這種狀態下，就要藉著飲食生活積極地攝取膽鹼或肌醇等好脂性物質。不過，就效率而言，直接攝取卵磷脂更好。

Q 嗜酒人士在罹患脂肪肝時，養成服用卵磷脂的習慣，即可溶解掉沈著的多餘脂肪，也能夠防止肝炎或肝硬化……這可以說是預防成人病的重點。

大野 脂肪肝可說是引起各種成人病的元凶……。而且，除了肝硬化等肝臟毛病以外，脂肪肝也是引起心臟、腦、血管系統、腎臟、肌肉等疾病的元凶。換言之，脂肪肝是誘發「多餘脂肪」的原因，也是各臟器組織中脂肪沈著的根本原因。

因此，飲酒節制，養成每日服用卵磷脂的習慣，是很重要的。

腎臟病與卵磷脂效果

■腎臟是身體重要的「過濾器」

Q 很多人說腎臟是「人體的過濾器」，具體而言，其作用爲何呢？

大野 相信大家都有過這般的經驗，當小便顏色不良時，立即會擔心「是否腎臟有毛病」。換言之，腎臟與尿有密切的關係。

血液中的老廢物，利用腎動脈集中於腎臟，腎臟將必要的物質與不必要的物質加以整理，不必要的老舊廢物，以尿的形態排出體外，而必要的物質，再回到血液中，隨時讓乾淨的血液流竄於全身。

亦即腎臟具有淨化血液的「過濾器」作用。例如，腎臟異常，過濾器無法發揮良好的功能，應該排泄到尿中的老廢物，回到血液中，污染血液。

這時，就得進行洗腎，可能一週進行二～三次，必須以人工的方式取出血液，去除老舊廢物。

Q　腎功能異常的代表性症狀是什麼？

大野　首先，自己會感覺「浮腫」、「血尿」、「多尿」、「乏尿」。浮腫，最常出現的，就是腳脖子的浮腫。此外，尿液中會摻雜血液，形成紅色，或是一日尿量過多，或持續出現尿量過少的狀態，這時，就得注意了。此外，藉由尿液檢查，能夠得知是否有「蛋白尿」，亦即由於某種原因（疾病），血液中的蛋白排泄到尿中，引起蛋白尿。如果持續下去，會產生浮腫，置之不理的話，會導致「動脈硬化」。

「高血壓」與腎臟也有密切的關係。血壓本身就與腎臟有密切的關連。高血壓的人，腎機能不良。此外，腎臟受損時，也容易引起高血壓。

其他還包括「急性腎炎」。這是腎臟的腎小球發炎所引起的症狀，以年輕人較常出現。而「慢性腎炎」，也是腎小球發炎的症狀，急性腎炎未完全治癒，而惡化成慢性腎炎，這樣的例子，屢見不鮮。此外，也會引起高血壓症狀。

「腎變病症候群」也是代表性的腎臟病之一。血液中的蛋白質異常出現在正常狀態下不能通過的腎小球膜上，與尿液一起排泄出來，這種狀態即是所謂的腎變病症候群。通常一日會出現三．五g的蛋白尿，也可能是因爲糖尿病或其他的疾病所引起。

Q 卵磷脂對於這些腎臟病都有效嗎？

大野 非常有效。因爲很多腎臟病都與膽固醇或中性脂肪有密切的關連。也就是說，腎臟病幾乎都是血液中的蛋白質排泄到尿液中，因此會導致蛋白質缺乏的狀態，爲了補其不足，就會導致膽固醇或中性脂肪增加。

根據各大學醫院的研究發表，甚至出現報告顯示「血液中的膽固醇達到正常值十倍以上」。要去除膽固醇或中性脂肪這些污染血液的元凶，則有賴於卵磷脂的效果。在各大學醫院的研究發表中也說明：「腎臟疾病，尤其是伴隨高血壓的腎臟疾病或腎變病症候群，可藉著服用卵磷脂而降低膽固醇值，並促使病情好轉。」

在此清楚出現的圖示就是蛋白質缺乏→膽固醇值上昇→服用卵磷脂→膽固醇值下降→症狀改善……。

因此，因腎臟疾病而苦惱者，只要服用卵磷脂，必定能夠奏效。

痛風與卵磷脂效果

■展現卓越效果

Q　痛風的疼痛，只有當事人才能體會。聽說，對痛風而言，卵磷脂也是非常有效的食物療法劑。

大野　有關痛風的問題，我也進行多年的研究，清楚地了解到，卵磷脂的食物療法能夠奏效。確認例達二十例以上。從這些例子來看，在各種成人病之中，卵磷脂最早奏效的疾病就是痛風。

Q　基本而言，痛風是什麼樣的疾病呢？

大野　衆人皆知，痛風有「美食病」之稱。事實上，肥胖者、糖尿病與嗜酒人士較易罹患痛風。美食家多半喜歡吃牛排等肉食，如果只吃穀類或菜食主義者，應該不算是美食家。

攝取較多的肉食，就會攝取多量的蛋白質，而血液中分解蛋白質的尿酸也會增多。在血液一〇〇mℓ中，尿酸的正常值爲四mg以下。一旦尿酸值增高爲一〇mg或二〇mg時，超出於能夠溶解於血液中的量，就會形成酸性尿酸鈉這種結晶，積存在腳的關節等部位，這些部位就會腫脹、變形，出現劇痛，不僅是碰觸，連走路時都會感覺疼痛異常。

Q 「痛風」的語源是「即使微風吹拂也會疼痛」。痛風不僅會產生劇痛，也會造成各種影響吧！

大野 問題在於酸性尿酸鈉不僅積存於關節，也可能會積存於血管壁或腎臟等部位。一旦積存於腎臟，就是導致腎炎或腎結石的原因。這些合併症可能會危及生命，所以，痛風是十分可怕的疾病。

治療劑則多半使用消炎劑、尿解溶解劑、尿酸生成抑制劑等，不過，具有強烈的副作用。雖然藥物療法很重要，但是，飲食生活更爲重要，亦即要重視「食養生」……。

Q 有人認爲要限制蛋白質與嘌呤質的食物……。

大野　光是這麼做，可能無效。例如，已經沈著於關節的酸性尿酸鈉的結晶，要如何加以溶解呢？此外，在體內（血液中）的尿酸，又要如何排出體外呢？這些都是問題。

這時，「卵磷脂」就粉墨登場了。由檢查痛風患者的血液知道，除了高尿酸以外，三酸甘油酯（中性脂肪）也增高。亦即血液的黏性增高混濁。而卵磷脂「能夠完全淨化血液的混濁或黏著」。

乾淨的血液，當然能夠增大血液本身溶解物質的能力，溶解積存於關節等部位的酸性尿酸鈉結晶，而將其排出體外的作用，也能夠順利地進行。服用卵磷脂二～三週後，就能迅速地復原。

我所認識的某家公司的經理，右腳腳脖子因爲痛風而腫脹，甚至無法穿鞋、站立，經常出現劇痛，無法前往醫院就診而臥病在床。後來，我讓他服用三瓶健康─U。二十天後，他來電說：「我一日服用十五～二十顆，結果，在第二瓶尚未吃完之前，腫脹消除，疼痛緩和，現在又能回工作崗位了，健康─U的效果真是太驚人了。」

他充滿感激地說著。這就是健康─U對痛風產生卓效的一個例子。

老人痴呆與卵磷脂效果

■為何人會「痴呆」呢

Q 這十年來，老人痴呆已經成爲社會化的問題。據説卵磷脂是「頭腦食品」「腦的食物」，對於「老人痴呆」的預防與改善有效。

大野 不錯，中高年以後的人，特別關心痴呆的問題。對家人而言，這是一個不幸的存在。

原本長生，應該是指「健康的長生」，如果生病長生，那並不是可喜的現象。對於痴呆而言，也是如此。痴呆有兩種。

①因腦中風等腦的後遺症而造成部分的腦細胞壞死所致。這在腦中風項目中已經説明過了。最好的對策，就是避免罹患腦中風。

②另外就是老人痴呆症的一般性的痴呆。這是由於老化，使得神經傳達物質乙酰膽鹼減少所致。

總之，都會造成腦的作用不良。起初是偶爾發作，漸之地會持續性地出現。

Q　關於這些老人痴呆與卵磷脂的關係，是否正在進行深入的研究？

大野　不錯。例如「第二十一屆日本醫學會總會」所發表的京都大學醫學部神經內科的研究報告，指出以往對於腦的老化之詳細構造全然不知，只知道是與乙酰膽鹼（原料爲卵磷脂中的膽鹼）這種神經傳達物質有關。不過，除了乙酰膽鹼之外，痴呆老人的多巴胺等物質也會大致減半，因此，痴呆症狀與數種神經傳達物質有關。

而要增加減少的腦神經傳達物質，則根據動物實驗證明，「大量攝取大豆等物質中含量較多的卵磷脂（磷脂質），能夠奏效」。將卵磷脂混人餌食中，餵老鼠吃七天，結果乙酰膽鹼一舉增加將近三倍，同時，其他的神經傳達物質也增加。基於這項研究結果，導出「在較早的時期，大量攝取的大豆等卵磷脂食品，能夠預防腦的老化。」的結論，此外，卵磷脂能夠「防止老化（痴呆）」的研究結果，比比皆是。

■防止痴呆與提昇孩子的智商（IQ）

Q　例如什麼樣的研究呢？

大野　大阪醫科大學的研究報告是：「腦的老化，原因在於前列腺素（ＰＧ）這種生理活性物質無法在腦內有效地利用所致。」前列腺素是以細胞膜的卵磷脂爲原料而合成，具有調整血壓、調整血液凝固與對局部荷爾蒙進行作用的物質，大量地含於腦組織中，是非常重要的物質，很多研究者都持續進行其在腦內作用的研究。

其中之一，就是大阪醫科大學的研究群，研究結果顯示：「前列腺素的接收體在腦內被製造、破壞，當被製造的量減少，而被破壞的量增加時，平衡崩潰，然只要經常維持其平衡，就能夠預防腦的老化。而成爲前列腺素原料的卵磷脂，對於防止老化，亦即老人痴呆，具有重大作用。」

Q　能夠防止腦的老化，以及促進腦細胞活性化。因此，不僅對於中老年人，對於包括孩童在內的青年層的智商，都具有提昇作用吧？

大野　對的。卵磷脂是世界著名的「ＩＱ物質」、「ＩＱ食品」，廣泛被利用。根據日本教育醫學會的發表：「卵磷脂對於自閉症兒童具有療效。」卵磷脂能夠提高智商，現在已經成爲世界性的常識了。

Q　無論男女老幼，腦細胞的活性化是健康的基本。因此，如博士先前所說的，「卵磷脂必須大量地存在腦與神經中」，的確是具有重大意義的一句話。不過，在此仍請博士詳細說明與痴呆有密切關係的神經傳達經路。

大野　神經傳達經路是由與細胞膜同樣的卵磷脂膜壁所覆蓋，不受外界的影響，能順暢地進行神經的傳達。如果經常對腦與神經補充豐富的卵磷脂，則即使膜壁受損，也能夠立即修補。但是，老年以後卵磷脂缺乏，膜壁受損，就算小修補，也難以復原，其結果，神經傳達無法順利進行，就會慢慢地引起痴呆。

在防止老化與痴呆的對策上，我建議各位使用「健康—U」，就是因爲以卵磷脂爲主，再加上能夠使腦活性化、恢復青春的二十碳五烯酸（EPA）及二十二碳六烯酸（DHA）與含大量「恢復青春維他命」的維他命E，就能夠預防痴呆，同時，也能促進腦細胞活性化，提高IQ。

膽結石症與卵磷脂效果

■平常補充卵磷脂是最好的預防法

Q 最近，「膽結石」蔚爲話題。很多名人都因膽結石而住院接受手術治療，甚至因此而喪命，令人覺得膽結石是一種可怕的疾病。但也有不少人認爲膽結石只是「宿疾」，請爲我們探討一下膽結石。

大野 很多人會對於結石掉以輕心。膽結石是指位於肝臟與十二指腸間的膽囊的膽汁濃縮流出十二指腸而造成的。

肝臟每天排出七〇〇～八〇〇mg的膽汁，其成分爲膽固醇、膽汁酸、膽汁色素、磷脂質（卵磷脂）、無機鹽等各種成分。形成問題的膽結石，則是由於這些膽汁成分代謝異常、含有率異常，或是卵磷脂成分比降低，造成膽汁流通時引起混濁、停滯而造成膽結石。另外，膽結石還包括：

①膽固醇系膽結石。

②膽汁色素系膽結石。

Q 那麼，膽結石也與飲食生活有關嘍？

大野 當然。以膽固醇系的膽結石爲例，在一九五五年左右，亦即飲食生活開始歐美化時，這種症狀逐漸增加。目前所見的膽結石，幾乎都是屬於膽固醇系的膽結石。在普通的狀態下，膽汁中的膽固醇會藉著卵磷脂或膽汁酸鹽而溶解，一旦代謝異常，卵磷脂或膽汁酸鹽在膽汁中溶解膽固醇的能力下降時，在膽汁中就會出現膽固醇，而形成膽結石了。

Q　不僅是膽結石，一旦罹患結石，會感覺異常的疼痛，所以重點在於早期發現、早期治療吧？

大野　但是，像膽固醇系膽結石，由於結石柔軟，如果不是成長到很大的程度，恐怕不會覺得疼痛，亦即沒有自覺症狀。所以就算罹患膽結石，也有很多人不知道。在飲食生活歐美化以前，會出現膽汁色素系膽結石，結石較硬，在石頭很小時，就會因疼痛而立刻察覺。

總之，中高年齡層的三〇%都有「膽結石」的毛病，不可掉以輕心。尤其是「不會感覺疼痛的膽固醇系膽結石」，是現代人的膽結石，等到感覺疼痛，恐怕爲時已晚。而這個膽結石，如前面所述，是由於「卵磷脂不足」所造成的，所以平常就要充分地補充卵磷脂，才是預防膽結石的最好方法。

更年期障礙與卵磷脂效果

■卵磷脂中的膽鹼能發揮效用

Q 很多女性都是卵磷脂的愛用者，其中有不少人是「爲了渡過更年期障礙，而使用健康—U」。對女性而言，更年期障礙是痛苦難爲之事……。事實上，卵磷脂的效果爲何呢？

大野 這是女性特有的症狀，也只有女性才能了解箇中的痛苦。女性背負著懷孕、生產這個繁衍子孫的重要任務，因此，女性有月經。最近的女性，可能從十二、十三歲開始就出現月經，而最長可能到五十四、五十五歲才停經。

通常在四十五歲到五十歲之間會停止，稱爲停經，在這段期間，就性機能來看，可說是「成熟期到老年期的轉移期」。

Q 這個轉移期，就是更年期障礙的期間，會在生理、肉體上產生什麼樣的變化呢？

大野 一旦到停經期時，卵巢逐漸萎縮，卵巢所分泌的雌激素這種女性荷爾蒙會減少。如此一來，腦下垂體就會分泌出督促卵巢發揮作用的性腺刺激荷爾蒙。但是，萎縮的卵巢，當然無法發揮作用，結果，爲了補充這些荷爾蒙的不平衡，就會導致自律神經系統的交感神經過敏。

由此可知，荷爾蒙對於人類體調有重大的影響。所謂更年期障礙，就是包括這些女性荷爾蒙在內，在轉移的過程中，對於體內環境變化的「適應失調」。

Q　所謂自律神經失調或不定愁訴等，就是指這種現象嗎？

大野　是的。首先就是介於腦的間腦的自律神經系統失調，產生各種不快症狀，這些總稱爲「不定愁訴」。其中，最多出現的是血管運動神經系統的障礙。更年期障礙的女性，會出現輕度的發燒現象（熱感）、心跳加速（心悸亢進）、顏面潮紅，感覺血氣上衝或發汗，同時，也會出現肢端寒冷症、頻脈等症狀，爲其特徵。

Q　卵磷脂對更年期障礙有效，其理由何在呢？

大野　重點在於卵磷脂中的膽鹼。因爲自律神經失調而引起的神經症或情緒不安定等，可利用膽鹼而得到鎮靜的效果。事實上，有的醫生會利用膽鹼當成醫藥品來治療更年期障礙的患者。

一位四十幾歲的婦人，因服用健康―U而治癒頭重感、倦怠感和焦躁等症狀。這即是由於健康―U中的膽鹼發揮效用所致。

肥胖與卵磷脂效果

■美容、成人病的元凶，肥胖對策的王牌卵磷脂

Q 目前，消除肥胖的各種減肥中心林立。從中高年齡層開始出現的肥胖，是「成人病的元凶」，成爲社會問題。對於美容或健康而言，控制肥胖都是重要的主題。

大野 有關肥胖的一般理論，各位都一定了解。問題在於實際生理學上，到底是如何引起肥胖的呢？而且要如何消除呢？爲什麼會肥胖呢……這些生理問題一旦去除，則要消除肥胖乃是輕而易舉之事。

長時間持續出現所消耗的熱量少於每日所攝取的熱量的狀態，就會造成肥胖。通常，人體是藉著食欲中樞來調整食物的攝取量、必要基礎代謝等，使得攝取熱量與消耗熱量大致上得到平衡。不過，一旦消耗熱量（身體的代謝）正常，但攝取的熱量增加（過食）；或攝取的熱量不變，但消耗的熱量減少，亦即在不知不覺中，身體的基礎代謝減退時，就會導致肥胖的產生。

前者爲外因性（食物性）肥胖，後者爲內因性（中樞、內分泌性）肥胖。因此，肥胖不僅是因爲過食所致，以生理學而言，還存在著更深入的原因。

Q　也就是說不論是外因性或內因性，肥胖的肉體構造皆由於身體的基礎代謝不良，亦即脂肪積存於全身細胞所致。

大野　一點也沒錯。因此，平常就要迅速、正常地使脂肪代謝，這才是預防肥胖的重點。然而，要使脂肪迅速代謝，體內不殘留多餘的脂肪，則卵磷脂的利用是上策。

尤其是食物性（外因性）的肥胖，因爲攝取高脂肪、高醣類、高熱量，再加上運動不足，其結果，會造成多餘的脂肪醣類殘留於體內，超出脂肪處理能力以上而積存，漸漸地，就會造成體內脂肪代謝異常。在無法處理的狀態下，隨著血液運送到各臟器組織或皮下細胞組織，最後形成肥胖。

Q　持續這樣的生活，就會導致肥胖……。

大野　一旦脂肪代謝異常日常化，則融入細胞或組織的脂肪回不來，而與其他的脂肪附著巨大化，或造成脂肪組織化，就會完成肥胖的結構。

Q　藉由運動，是否能使這種脂肪熱量化，亦即燃燒掉呢？

大野 如果是正常的脂肪細胞，則藉由輕微的運動，就能夠使其燃燒熱量化，但是一旦肥胖的脂肪細胞，脂肪無法乳化，而且十分巨大，因此難以熱量化。肥胖的人，脂肪細胞肥大化，一旦肥大脂肪出現在心肌中，則極可能引發心肌梗塞，必須注意。

要促使肥大化、巨大化脂肪的細分化與燃燒、排泄，必須要使用卵磷脂。因此，卵磷脂是「肥胖對策的王牌」。

Q 問題是要維持標準體重，其計算方法是否如下：「（身高－一〇〇）×〇．九」。

大野 這的確是簡單的計算方式。由此算式中所得到的標準體重，只要維持在其一〇%前後，都可以算是正常值。不過，身高一五〇㎝以下的人，光是用身高減去一〇〇，就已經足夠了。如果是老人的話，可以再加一〇%。以生理學的觀點而言，略胖比過瘦更好。

■了解不同形態的肥胖進行減肥

Q 所謂的肥胖，是指超過標準體重百分之幾而言呢？

大野　超過二〇％以上算是過胖，亦即是所謂的肥胖症。不過，同樣都是肥胖，則依個人肥胖過程的不同，而有不同的形態，當然其減肥對策不同。肥胖的經過，大致分爲以下三種形態。

①在半年到一年內逐漸變胖的肥胖。

②發胖後持續二～三年的肥胖。

③胖了之後持續五年以上的肥胖。

要確定自己是屬於哪一形態的肥胖，花二～三個月的時間，以減輕五～一〇kg的體重爲目標，採用自己感覺最爲合適的減肥法。

Q　如果是內因性，亦即內分泌異常所造成的肥胖，或因其他疾病而導致的二次性肥胖，則要如何處理呢？

大野　這時，就要努力治療造成肥胖原因的疾病了。我在這兒所探討的，只是食物性，亦即外因性的肥胖，而爲各位說明消除肥胖對策，亦即減肥之道。

首先是肥胖度一〇％的人，在短期間於此範圍內維持穩定的狀態，那就不用擔心了。如果長時間持續，且不斷地變胖，則要定期地進行運動，拒絕零食，減少水分攝取，每餐吃七～八分飽，並且補充卵磷脂，藉此能夠遏止肥胖的進行，慢慢地復原。

持續二～三年肥胖度超過二〇％時，就算没有特殊的自覺症狀，可能血糖值較高，膽固醇或中性脂肪較多，而成爲「成人病預備軍」。首先要減肥到肥胖度達到一〇％以下。這時，每天要進行輕度的運動或慢跑，一週打一次網球、跳爵士舞，偶而也要從事這類的劇烈運動。

飲食七分飽，儘量避免攝取醣類食品、動物性脂肪食品，考慮年齡、體力、活動量等，一日攝取的熱量減少爲一五〇〇～一七〇〇大卡。同時，要補充卵磷脂、植物性蛋白，不必極端地節食。半年以後，就能減肥到標準體重加一〇％以下。

Q 如果持續四～五年以上超過標準體重三〇％以上，則成人病的危險度極高吧！

大野 是的，這時可能已經罹患了某種成人病，或即將罹患成人病。首先，要仔細檢查內臟的機能。避免勉强的運動，每天持續進行輕度的體操。同時，爲了免於便秘或宿便，要攝取卵磷脂、食物纖維、植物性蛋白質。飲食方面，極力避免動物性食品，飲食七分飽，晚餐多用蔬菜、沙拉，控制米飯與鹽分的攝取，亦可食用蔬菜粥。

三～四週內，一面觀察體調，一面持續進行。如果在此階段，減輕數公斤，體調良好，則可持續進行到達成目的爲止。最重要的是，不可操之過急，要一面維持體調，一面進行。

■肥胖所引起的可怕疾病

Q　肥胖會導致哪些疾病呢？

大野　一般而言，所有的成人病都可能因肥胖而引起的。不過，因長年的肥胖而容易發生的疾病如下：

①循環器官系統↓大動脈粥狀動脈硬化症。但即使不是肥胖，也可能會出現這種疾病，宜注意。此外，還包括心肌梗塞等心臟血管疾病、腦中風、高血壓症，尤其是慢性腎炎等腎臟疾病。

②內分泌系統、代謝性疾病↓由於胰島素這種荷爾蒙不足而引起的糖尿病、血液循環異常而產生的痛風。

③呼吸器官系統↓肺泡性換氣障礙。

④消化器官系統↓脂肪肝、膽結石等膽囊疾病、胰臟炎。

⑤骨、關節系統→風濕性關節炎等變形性關節炎。

這些都是典型的例子。如前面所述，肥胖是指脂肪沈著於肌肉細胞或組織細胞，或脂肪細胞的脂肪異常堆積所形成的病態，因此，當然容易引發各種疾病。

這之中，動脈硬化症、糖尿病、心肌梗塞，可說是肥胖所引起的代表性疾病，稱爲「肥胖症三家」。

Q 因肥胖而引起的糖尿病，還真是多見呢！

大野 其理由就是在「糖尿病與卵磷脂效果」項目中所說明的，脂肪細胞的肥大化與脂肪大量沈著於細胞，造成胰島素感受性降低所致。這是由於脂肪使細胞膜變性的結果。總之，胰島素效果不彰，爲了補充，必須提高胰臟分泌胰島素的作用。

因此，肥胖者血液中胰島素量，通常會發揮較高的抗肥胖性，但是，長年持續，會造成胰臟疲憊、機能減退，使得胰島素的分泌量減少，造成胰島素缺乏，引起糖尿病。

在街頭巷尾充斥著各種減肥法，而結論是「脂肪細胞的異常蓄積」。爲了去除，必須仰賴卵磷脂的力量。因此，不論是採用任何的減肥法，首先要「服用卵磷脂」。

但是，千萬不要誤以爲卵磷脂是減肥藥正確的食物療法、運動療法等，才是肥胖者自助努力的最大重點，同時，也別忘了服用卵磷脂。

以正確的理論進行正確的實踐……這才是最重要的。

糖尿病與卵磷脂效果

■重要的胰島素作用

Q　近幾年來，不僅是中高年齡層，包括兒童的青年層在內的「糖尿病」，有逐年增加的趨勢。除了遺傳的問題以外，美食、過食也是要因吧！

大野　以糖尿病的歷史來看，就更能了解這一點了。例如，在戰時或戰後不久，由於糧食匱乏，幾乎不會出現這種疾病。從一九五五年後半期開始，由於飲食生活富裕與歐美化，造成糖尿病逐年增加。目前，糖尿病患者有二〇〇萬～三〇〇萬人之多。加上潛在患者，可能多達數倍。

原本是中高年齡層特有的疾病，但因美食、過食，尤其是攝取過剩的醣類，以及運動不足……使得最近中小學生罹患糖尿病的比率提高。因此，對於飲食生活有必要認真考慮一番。

Q 請告訴我們，到底糖尿病是什麼樣的一種疾病？與卵磷脂有何關連？

大野 在成人病當中，糖尿病算是比較大衆化的疾病。相信讀者也多半了解其原因。也就是因爲肥胖與嗜酒，而招致糖尿病。此外，最近美食家增多，這也是導致糖尿病的原因。

這是因爲醣類這種營養素會在血液中成爲葡萄糖，流竄全身，而爲了便於肌肉與內臟組織的利用，葡萄糖必須要仰賴由胰臟所分泌的胰島素荷爾蒙的作用。

藉著胰島素的作用，葡萄糖轉換爲糖原，成爲熱量來源，貯存於肝臟或肌肉組織，配合必要的時候，再次轉換爲葡萄糖，成爲熱量。

Q 胰島素的作用是重點所在吧！

大野 目前成爲問題的青年糖尿病，原因也可能是來自遺傳。不過，這種情形並不多見。然而，一般中年以後發病的糖尿病，則是屬於胰島素非依存性，亦即新陳代謝、糖代謝不完全而成爲一種成人病型的糖尿病。

■為什麼胰島素會不足

Q　雖說是胰島素非依存性，可是，糖尿病卻是由於胰島素不足所引起的疾病吧！

大野　大致上是如此，不過，血液一〇〇mℓ中的糖分，經常保持在八〇～一〇〇mg左右，這是由於使血糖下降的胰島素及使血糖上升的荷爾蒙，例如，糖荷爾蒙、生長荷爾蒙、甲狀腺荷爾蒙、增血糖素等能夠維持平衡所致。但是，胰島素不足，卻是造成糖尿病的主要原因。

將葡萄糖轉換爲糖原或脂肪，當成熱量源貯存起來的重要物質胰島素，一旦不足，就會造成問題。一旦來自胰臟的胰島素分泌不足，血液中的葡萄糖無法完全進入肌肉或組織細胞的部分，就殘留於血液中，隨著量的增多，會造成「血糖值」的增高。

血糖值的正常值是血液一〇〇mℓ中爲八〇～一〇〇mg，一旦超過，血糖值即上升。高血糖程度逐漸增强，會形成糖尿，亦即尿中出現糖。

Q　一旦沒有胰島素，那麼血中的葡萄糖就無法進入細胞中了嗎?

大野　是的。那麼爲何會造成胰島素缺乏呢?其原因在於美食、過食造成的肥胖。肥胖就是身體增大之意。要使增大的身體維持活動，需要大量的熱量，於是，產生更大的食欲，吃得更多……。

拼命地攝取米飯、麵包、麵、酒、水果、點心等醣類食品，而爲了加以吸收、處理，就需要更多的胰島素。然而，人體胰島素的生成能力、供給能力大致維持穩定，由此，美食、過食的大食客，消化吸收進入血中的葡萄糖量多於胰島素的供給量，因而無法處理殆盡，使得血液中的葡萄糖一直沒有機會進入細胞中，充斥於血液中。

所以，比胰臟的胰島素供給能力更多的葡萄糖出現在血液中，就會導致胰島素缺乏的狀態，結果形成糖尿病。

■卵磷脂對於糖尿病有效

Q 請說明糖尿病或胰島素與卵磷脂的關係。

大野 例如，胰島素具有將血中葡萄糖運送到細胞的作用，這時，如果是肥胖者，則細胞內因附著中性脂肪等脂肪，使得胰島素的作用減半，形成與胰島素不足相同的狀態，而容易罹患糖尿病。

要防止這種狀態，就得利用卵磷脂迅速處理細胞的中性脂肪，創造一個能讓胰島素發揮有效作用的環境。同時，在葡萄糖轉換爲糖原的過程中，進入細胞的葡萄糖接受各種化學反應，而與卵磷脂的作用也有很大的關連。

舉個例子，葡萄糖轉換爲糖原，最初的反應即是轉換爲葡萄糖、六—磷酸，而這個葡萄糖、六—磷酸中的磷酸，即是「卵磷脂中的磷脂質」。

Q　亦即假設體內卵磷脂不足，則即使有胰島素，也無法使葡萄糖轉換爲糖原嘍！

大野　是的。最重要的是，細胞中無法接受反應的葡萄糖，成爲中性脂肪沈著在肌肉組織的細胞中，形成肥胖的原因。同時，也會附著於肝臟、心臟、胰臟等各種臟器中。一旦附著於臟器，會造成臟器的機能減退，更會成爲肥胖的原因。所以要充分攝取卵磷脂，使葡萄糖正常地反應於細胞中。這是重點所在。

在此，將前面的說明整理如下。

脂肪沈著於胰臟，造成胰島素合成能力減退。

胰島素能夠將葡萄糖轉換爲送入肌肉細胞、組織細胞的糖原，這時，若因爲肥胖等而導致細胞中積存脂肪，尤其是中性脂肪，形成脂肪細胞，則胰島素就無法發揮效果。因此，胰島素在血液中也無法將葡萄糖送入細胞中，結果造成高血糖症狀。葡萄糖在細胞中轉換爲糖原，才能夠成爲熱量源，加以貯存。而葡萄糖在轉換糖原的過程中，會轉換爲葡萄糖、六—磷酸等物質。這個磷酸，需由卵磷脂等供給。

Q 現在已經了解卵磷脂對糖尿病的效果了，不過，通常糖尿病的治療，是以一日攝取熱量限制在一二〇〇以下等食物療法爲主。

大野 不錯。食物療法再加上注射胰島素、運動療法、服用降血糖劑等，都是治療糖尿病的方法。基本上，要遵從醫生的指示進行治療。不過，糖尿病的真正原因是食物性的疾病，因此，經由服用卵磷脂，能夠積極排除前面所列舉的三大原因，充分發揮胰島素的效果，可說是最有效的治療法。

癌症與卵磷脂效果

■充分攝取卵磷脂能夠預防癌症

Q 以往的卵磷脂研究者，似乎沒有談及「卵磷脂與癌症」的關係。關於堪稱人類最大難病的癌症，的確是非常棘手的問題吧！

大野　很少論及卵磷脂與癌症的關係，這是事實。其中一個原因是，由病毒性癌以外的要因所引起的癌症或惡性腫瘤，到底在生物體內是經由何種過程而發生，目前依然是個謎。同時，即使是卵磷脂專家，也對這一方面不甚理解，故很難輕易地談及隱藏高度生理學問題的癌症與卵磷脂的關係。

但是，病毒性以外的癌、惡性腫瘤的發生，是由於細胞的突然變異所致。而細胞的突然變異，主要是屬於蛋白質的變性，尤其是可能在某種狀態下蛋白質硬化所致。

Q　關於癌症發生的構造，已逐漸地被闡明，博士認爲卵磷脂與癌症有何關連？同時，卵磷脂爲什麼對於癌症有效呢？

大野　例如，爲使老鼠產生皮膚癌，而在老鼠的皮膚上塗抹巴豆油。巴豆油中的油酸與亞油酸藉著氧會自動氧化，產生遊離基，遊離基使皮膚細胞中的蛋白質生理機能消失，結果會促進蛋白質硬化，使老鼠的皮膚產生癌——。

可是，人體內組織細胞中的亞油酸，藉著氧產生一種容易自動氧化、容易產生遊離基的狀態。而這個自動氧化，在細胞中，藉由維他命E、K、C、氫醌等物質加以抑制。特別值得注意的是，存在於細胞磷脂質中的亞油酸不會自動氧化。

一旦亞油酸氧化，成爲過氧化脂質，與蛋白質結合之後，就會成爲亞硝基胺樣物質，而危害身體。這些物質會引起組織細胞的突變，當蛋白質硬化，產生連鎖反應開始傳染時，在與磷脂質接觸的蛋白質處，就能夠停止這種連鎖反應。

請看先前消化的「磷脂質（卵磷脂）在人體的必要含有量分布」，就可以了解，磷脂質較多處，亦即含有磷脂質較多的組織，不易產生癌症或惡性腫瘤。

由這些事實可知，卵磷脂（磷脂質）可能具有「制癌效果」。

美容、生髮與卵磷脂效果

■卵磷脂能夠創造美麗的肌膚

Q　卵磷脂有「吃的化妝品」之稱，對女性而言，自然美麗的肌膚是最好的。首先，請談談卵磷脂與自然肌膚美的關係。

大野　以前所謂的自然肌膚，是指「內臟之鏡」、「心靈之鏡」，亦即真正的美麗自然肌膚，是來自於身體內部的健康與精神的安定。因此，我使用「美健同源」的字眼，來表現自然的肌膚之美……。

所說的「美肌」，卻不易得到。必須具備光滑、柔潤、充滿光澤與彈性，這才是美肌的條件。當然，這與肌膚的「紋理」也有密切的關連。紋理細緻的肌膚較美，較粗的紋理，肌膚當然也較粗。

Q　所謂肌膚的紋理，是否指皮膚表面無數細緻的山與谷縱橫交錯的物質呢？

大野　是的。藉此形成肌膚的紋理。皮膚由外側到內側分爲表皮、真皮、皮下組織三層，有汗腺與皮脂腺附著。表皮最外側爲角質層。表皮與真皮交界處，形成波狀，在產生紋理的同時，也給予皮膚彈力（參照圖Ⅵ）。

圖Ⅵ　表皮的組織

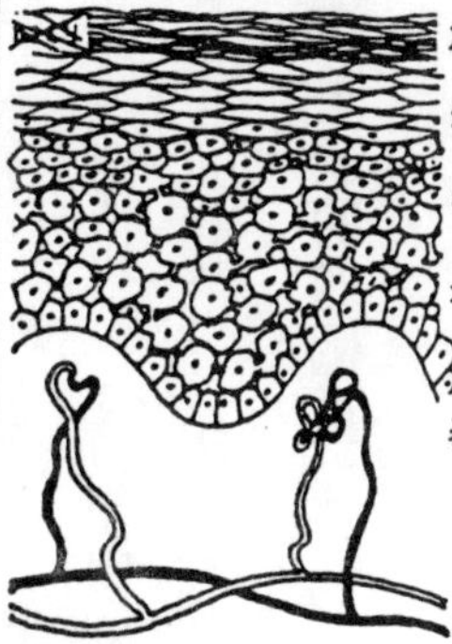

在波狀山部分下方稱爲乳頭，於此分布很多微血管，供給表皮細胞營養與氧。一般來說，肌理細緻的人或粗糙者，擁有更光滑、柔嫩、彈性的肌膚，亦即「素肌美人」。

換言之，紋理細緻的人，皮膚乳頭數較多，較容易將營養與氧送達表皮細胞。因此，皮膚新陳代謝活絡，皮膚細胞充分發揮作用，促使肌膚光澤美麗。同時，不斷地從皮膚表面的汗腺、皮脂腺分泌出汗與油，於表皮上產生保濕性，保護表皮，使得皮膚具有光澤。

■創造美肌的四個重點

Q　最近，年輕女性極少人能夠擁有自然美麗的肌膚。

大野　不僅是女孩，連結過婚的女性也是如此。那是因爲過度減肥或偏食造成營養平衡失調，同時，能使細胞充分發揮作用、促進新陳代謝活絡的卵磷脂與維他命E的攝取量不足所致。

皮膚具有保護身體不受外界影響的作用，夏天面對酷暑，冬天抵抗寒風，可說是消耗最爲激烈的組織。因此，表皮細胞膜的新陳代謝十分重要，需要補充許多營養素。

Q　構成細胞膜的營養素是什麼呢？

大野　首先就是卵磷脂（磷脂質）與維他命E、蛋白質、膽固醇等。這當中，膽固醇與蛋白質可經由飲食而攝取，但是卵磷脂與維他命E就不易從食物中攝取了。卵磷脂（磷脂質）在細胞膜的營養素中，算是最重要的物質，維他命E也能提高包括性荷爾蒙在內的荷爾蒙的作用，對女性美，尤其是自然肌膚美容而言，卵磷脂與維他命E是不可或缺的營養素。

例如，當肝臟等內臟機能減退時，卵磷脂生成減少，皮膚細胞代謝極端不良，就會促進皺紋增加。因此，自然肌膚的美容，必須要補充卵磷脂。

Q　提到內臟機能減退，在美容上要注意哪些要點呢？

大野　重點有如下四項。

①致力於保持胃腸等消化器官系統機能的穩定。
②致力於肝功能的穩定。
③致力於血液、血管內等循環器官系統的淨化。
④致力於自律神經的穩定。

要充分注意這四點。

■促進血液循環順暢與攝取卵磷脂能使毛髮再生

Q 消化器官系統的機能與便秘和宿便有密切的關連。據說宿便是美容的大敵……。

大野 一點也沒錯。宿便是酸性腐敗便這種物質附著於大腸的皺褶間，長期間無法排泄而積存下來的糞便。酸性腐敗便主要是由變性的蛋白質與膽固醇所構成，會產生有害人體的兒茶酚胺樣物質，污染血液。

根據前述，血液的污濁，不僅會造成各臟器的機能減退，也會對肌膚造成不良的影響。

沒有彈性，斑點、皺紋增加……。

Q 宿便是萬病之源，原因還是在於飲食生活吧？那麼，卵磷脂能夠展現何種效果呢？

大野 飲食生活的失調與歐美化，再加上壓力、攝取過量的酒，而造成肝功能減退，這是一大要因。卵磷脂的效果，就是溶解製造宿便的膽固醇，促使宿便容易排泄。而其效果，必須依賴液狀卵磷脂，如果使用顆粒狀的卵磷脂，則不易溶於體內，故不具溶解膽固醇的作用。

Q 據說卵磷脂也有助於毛髮的再生……。

大野　生髮的基本，在於充分給予頭皮的毛母細胞營養與氧，才能促進生髮。促進生髮時，最重要的是必須促使頭皮下微血管中的血液循環順暢，提昇毛母細胞的作用。外在作用，則有賴於刺激頭皮，改善血液循環的生髮劑。另外，利用馬毛刷等物輕拍頭皮進行按摩，充分清洗頭皮的底肌等，都是生髮之道。也就是說，基本要件在於不使脂肪積存於毛囊中。

同時，藉著改善體內的血液循環，能夠改善微血管的動脈硬化，降低血液的黏性。最好的方法，即如前述服用卵磷脂。

一般健康的問題與卵磷脂效果

■何謂正確的「食」環境……

Q　希望每天健康地生活，防止老化，得享天壽……這是衆人的願望。對於「健康的生活」、「防止老化」，基本上需要擁有哪些概念呢？

大野　這是很難回答的問題。現代醫學藉著發明、發現有力的抗生物質，能夠治療因各種病原菌而引起的傳染性疾病。不過，遺憾的是，對於由一部分病毒所產生的癌症或愛滋病，還無法找到解決之道。不過，醫學家們卻認爲，「今後的二十年，能夠完全解決這個問題」。

然而，對於健康或防止老化而言，「永遠的問題」卻是病毒性以外的惡性腫瘤，亦即癌症與肉瘤。再加上以動脈硬化症爲主的循環器官系統毛病所造成的成人性疾病，這些都是難以解決的問題。

Q　決定人類命運的兩大要因，就是「環境和遺傳」，與此也有關嗎？

大野　是的。首先談到環境問題。環境之中，對於人類健康影響最大的就是食物。只要攝取正確的飲食，甚至能夠改善由某種惡性遺傳所引起的疾病。食物能夠維持生命，補充熱量。但是，其中有的是無用物質或有害物質，因此，以創造健康、防止老化的角度來看，即使微量的有害物質，也不能讓其長期間積存於體內。

Q　例如，衛生單位所規定的一天必須營養素……。

大野　一天攝取三〇項以上的食品，攝取四〇～五〇種左右的營養素，以現代的營養學而言，這是理想的說法，務必實行。但是，人類不能一味追求理想的食品，如果一直攝取與身體不合的食物或不利於身體的食品，就會引起各種的問題。就國人近年來的飲食生活來看，攝取熱量中，脂肪比率占四〇%以上的高脂肪食品居多。

長年累月過著這種飲食生活，身體當然難以適應，於是，就會形成肥胖、動脈硬化、高血壓、腦中風、心臟病等的循環器官系統的成人病或病態性老化。因此，食物會影響健康或老化。中高年齡層以後的飲食生活，也必須納入老年、老後的健康範圍內，充分注意。

Q　具體而言，要採取什麼樣的飲食生活較爲適當呢？

大野　就營養學的觀點來看，除了理想的飲食以外，還必須過著預防與改善老化的飲食生活。清楚地說，就是「只要人類不罹患動脈硬化，就能夠活到一百五十歲」。只要從中年開始服用卵磷脂，就能夠防止由膽固醇所造成大動脈粥狀動脈硬化，這才是確保健康、防止老化唯一的飲食生活。

■成為話題的活性氧……以及「遺傳與健康」

Q　最近，在與體內脂肪的關係上，活性氧成爲話題。活性氧爲何物，這個問題是否與卵磷脂有關呢？

大野 所謂活性氧，就是「構成氧分子的電子形成遊離狀態的氧」。並非與卵磷脂無關。那是因爲在體內的氧與脂肪的關係從二、三十年前就已經加以研究了，簡言之，含有與卵磷脂結合或擁抱的膽固醇、中性脂肪的飽和脂肪酸、亞油酸等不飽和脂肪酸的脂肪，無法像磷酸與金屬的緊密結合似地藉著氧達到自動氧化。

關於這一點，由在卵磷脂的存在下，亞油酸等不飽和脂肪酸能夠防止因氧而造成過氧化脂質發生的事實，即可加以證明。

總之，脂肪的氧化形成污濁物積存在細胞、血管或血液時，就必須藉著卵磷脂溶解、清除，這是重點所在。

Q 其次談到遺傳的問題，對於「健康與遺傳」，博士有何高見呢？

大野 尤其與成人病有關的肥胖、糖尿病、腦中風、心臟機能不全、高血壓、痛風等，醫院也認爲「這是遺傳」，所以無可奈何。的確，人體會繼承來自父母的體質，不過，在成人病關係，尤其是中高年以後的遺傳要素所造成的影響並不大，反而是生活模式、飲食關係的要素較大。

以高血壓爲例，本態性高血壓原因不明，即使研究遺傳的因素，也無法找出眞正的原因，只能經由服用降壓劑與控制鹽分的攝取來進行治療。然而，很多本態性高血壓卻與鹽分無關。初期的本態性高血壓原因，與其說是來自鹽分，還不如說是因爲膽固醇所致。

Q 還是脫離不了飲食生活嘛！

大野 請各位想想，與五十年前相比，現在的飲食生活大量攝取油。現代人的身體，不論是肥胖者或瘦子，都已經成了「油罐子」的狀態。雖然具有程度差，但是，中高年齡層九成以上都有大動脈粥狀動脈硬化的現象出現，這也是事實。關於膽固醇的問題方面，生理學也提出意義不明的好、壞論，更加造成原因不明，結果，又抬出了「遺傳」的問題。

已經成爲油罐子的現代人，只能藉著卵磷脂移動膽固醇或中性脂肪，並加以溶解，亦即只能經由脂蛋白代謝來進行。

我並不否認遺傳的因素，但是，談到成人病的原因，就抬出「遺傳」，我並不苟同。認爲是受到遺傳影響的人，如果了解到這個「油罐子」的事實，就會改正你的想法了。

在體內能夠溶解、處理油脂的，就是卵磷脂。

■在本書中我想表達的是……

Q 長年致力於卵磷脂研究的博士，在本書中最想表達的是什麼呢？

大野 首先，最大的問題就是想要健康長生，則對於年齡、健康與疾病必須擁有正確的想法。其中問題就在於磷脂質，也就是卵磷脂。第二點是我要指出各位對於能夠健康長生的卵磷脂所產生的誤解。

希望各位不要認爲「卵磷脂是生命的基礎物質」這個字眼，只是業者的「宣傳文句」。每個細胞都有遺傳因子，掌管成爲生命體的蛋白質合成……。因爲這些研究而得到諾貝爾獎的是利根川博士。今年的諾貝爾醫學生理學獎，也頒給了解抑制細胞內蛋白質作用的磷脂質（卵磷脂）或磷酸化反應的學者。

此外，也有研究發表顯示藉著磷脂質的作用，能改變生命體基礎，亦即蛋白質的機能。期待這個研究更進一步闡明成人病與慢性病發症的過程，或磷脂質與防止發症的關係。

由今後世界性的研究，能夠了解到促進膽固醇或中性脂肪代謝的功能活絡，預防動脈硬化，防止腦中風與心臟病，是仰賴卵磷脂的作用。此外，遺傳因子所產生的反應與磷脂質也有關係，我們必須正確地了解到這一點。

成爲老人痴呆原因的早老性痴呆，可以藉著成爲神經傳達物質乙酰膽鹼生成原料的卵磷脂，加以抑制。

第二個問題是，長年對於卵磷脂錯誤的情報不斷地流入，使得原本需要卵磷脂的人，卻排除卵磷脂。

其中之一，就是膽固醇與卵磷脂的關係，以及成爲脂蛋白的卵磷脂和膽固醇之間的關係不明確，只是注意到好、壞膽固醇的問題，這對於正確了解膽固醇而言，只會造成不良的影響。

第二點是先前曾經提及的，卵磷脂有「液狀卵磷脂」與「顆粒狀卵磷脂」。同樣是液狀卵磷脂，有的是琥珀色的純粹卵磷脂，有的是黑褐色卵磷脂。對於這些物質好壞的分辨，各位一定要正確地掌握。琥珀色液狀純粹卵磷脂，磷脂質含量最大爲五六～六〇％，服用後，八〇％以上能在體內有效地利用。例如，服用一〇g琥珀色的液狀卵磷脂，則磷脂質的有效利用量爲四．五g。但是相反的，服用一〇g顆粒狀卵磷脂，則磷脂質的最大有效利用只有一g而已。

第三點是，例如，維他命A、D、E、K等，難吸收性的脂溶性維他命類與鈣、鐵，其他微量元素的吸收性，能藉著卵磷脂提高，並且能夠展現相輔相成的作用，這也是液狀卵磷脂特有的作用。顆粒狀卵磷脂本身就具有難消化性，故當然不具有如液狀卵磷脂那般的效果。

第四點是對於溫度的安定性問題。理論上而言，分解溫度爲一三〇度C，因此非常安定，即使長時間置於高溫狀態下，也不成問題。例如，烤肉時，鐵板上抹油，肉放在上面時，油與水會一起彈跳，但是放入二、三顆健康—U之後，就不會使這些液體濺起來，顯示其相當地耐熱。當然在味噌湯中放入健康—U一起飲用，也不會改變其效果。

第五點是由空氣中的濕氣或氧所引起的變性、變質問題。放入膠囊中的液狀卵磷脂，在常溫的狀態下，置於陽光不會直射到的地方，則經過二～三年，也不會產生變化。但是，相信有經驗的人都知道，顆粒狀的卵磷脂，在同樣的條件下會變色、變黏，產生變性、變質現象。

第六點是有關膠囊的溶解問題。裝入膠囊中的液狀卵磷脂，很多人認爲膠囊的溶解本身是一種問題。但是，不僅是健康ーU，通常膠囊在服用數分鐘後就能溶解，因此不會產生特別的問題。

如上所述，有關卵磷脂的錯誤情報頗多，希望各位要明確判斷。

第六章

體驗者心聲……喜悅的心聲

■愛用者體驗談　之一〈肝病、低血壓〉

肝病、低血壓……無法與醫院絕緣的人
邂逅卵磷脂以後過著健康快樂的每一天

長崎縣壹岐郡　平田　憲一（六十歲・公司職員）

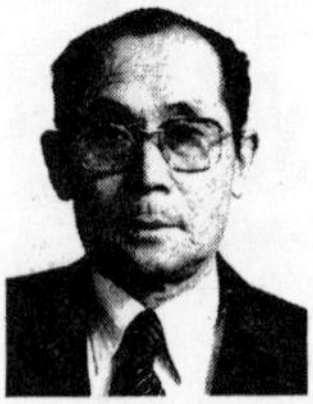

我是一名「健康—U」的愛用者。

原本內臟功能不良，經常出入醫院，後來在同事的介紹下，知道了「健康—U」，服用後，覺得身體獲得改善。

由於大量飲酒，肝臟較弱，數年來，與醫院結下不解之緣，服用「健康—U」之後，體調變好，不再出現疲勞感，血色變得良好，惱人的失眠症也得到了改善，產生工作欲望。

內人因爲血壓與肢端寒冷症而苦惱，我們夫妻倆每天早晚各服用三顆，目前內人的肢端寒冷症也得到改善。

同時，妻子也因爲低血壓而罹患起立性暈眩，但是服用「健康—U」以後，症狀一掃而空。

妻子原本要定期前往醫院接受血壓測定，不過，由於血壓已維持穩定，不必經常就醫，令她感到安心，生活面也變得格外的充實。

對我們夫妻而言，「健康—U」是不可或缺的物質，且是絕對不能離手的必須品。目前，拜「健康—U」之賜，不必再往返醫院，過著健康快樂的每一天。

大概從半年前開始，我也將「健康—U」推廣給親朋好友。

結果，他們也表示：「體調變得良好。」「在後半的人生邂逅這麼好的健康食品，總算找到依靠了。」

有的人高興地說：「我每天早晚各服用四顆呢！」

朋友服用後，血色良好，身體健康。能將好東西介紹給好朋友分享，實在是人生一大樂事。也希望大家都能與「健康—U」一起渡過快樂的人生。

■愛用者體驗談 之二〈胃息肉、失眠症〉

胃切除三分之二後，拜卵磷脂之賜，去除各種異狀，恢復元氣

福島縣福島市　齋藤女士（五十七歲・主婦）

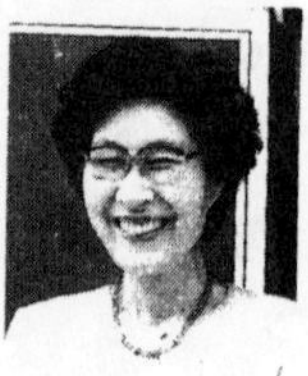

數年前，我罹患胃息肉，聽說置之不理，可能會惡化成爲癌症，於是接受手術，切除三分之二的胃。

後來，注意飲食與日常生活，凡事小心翼翼，但卻因此而變得神經質，夜晚難以成眠，且疲勞感殘留到翌日，每天都感覺不適。

同時也出現便秘、頭重、肩膀酸痛，雖然在醫師的建議下曾嘗試各種健康食品，但手術過的身體，要復原並不容易，因此我抱著半放棄的心態。

嗜愛運動的丈夫，身體健康，但仍然覺得除了三餐以外，也要使用健康輔助食品，因此而開始服用「健康—U」。

我服用「健康—U」的目的，主要是想消除無法熟睡的煩惱、便秘與倦怠感。我從昔

日開始就是少食主義者，目前也不想增加胃的負擔。

服用「健康—U」五個月後，夜晚能夠輕易熟睡，且一覺到天明，早晨醒來後，也不會產生頭重感。

此外，便秘也消除了。昔日，就寢前，我會飲用自製的蘆薈酒以促進熟睡，但是現在不用借助蘆薈酒，也能安心地熟睡。

同時，尿量增加了。昔日，我有低血壓症狀，目前不再出現起立性昏眩的症狀了。我能夠深深地感受到昔日常出現的焦躁一掃而空，情緒穩定。目前，不必使用電毯，也不會感覺渾身冰冷。

藉著服用「健康—U」，讓我能夠適應多變化的氣候。

我在每餐飯後各服用三顆「健康—U」，一日共服用九顆。如出現疲勞感，則增量使用。

■愛用者體驗談 之三〈生理痛、便秘〉

稀薄的血液變濃，便秘、生理痛都不藥而癒
依賴「卵磷脂」過著健康的每一天

大分縣大分市　生田　優子（二十八歲・主婦）

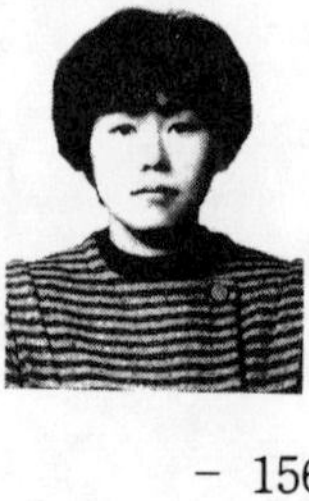

我服用「健康─U」已有七年的時間。

當時，我是高中生，為生理痛而煩惱，朋友說「健康─U」對生理痛有效，因此我開始嘗試服用。

早晚各服用兩顆，兩個月後，逐漸產生效果。生理時，會有便秘傾向，此外，在飯前空腹時感覺生理痛尤其嚴重。然而服用以後，便秘消失，空腹時，也不再出現生理痛了。

高二、高三時，我因為血液稀薄而無法參加捐血活動，但是服用「健康─U」數個月後，血液恢復正常，能夠參加公司的捐血活動。這都要歸功於「健康─U」的偉大效果。

同時，也出現如下的情形。

在服用「健康─U」的第二年，我一週一次參加公司的排球隊，往往在賽完球後，感

到筋疲力盡，疲勞堆積，工作時精神不集中。於是，在夜晚增量服用三顆「健康—U」。

早晨醒來時，感覺神清氣爽，疲勞消除。打球時，也覺得格外的輕鬆，同事們都認爲我的動作變得非常敏捷。

目前，我依然持續服用「健康—U」。

拜「健康—U」之賜，我每天過著充滿活力的健康生活。

■愛用者體驗談　之四〈身心症、十二指腸潰瘍、失眠症〉

夫妻恢復健康，與孩子們結伴旅行

長崎縣佐世保市　安井　光枝（三十二歲・主婦）

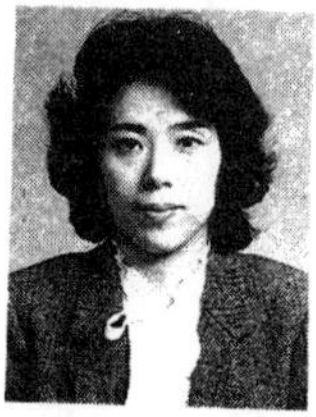

二年前，四十二歲的丈夫因爲疲勞、眼睛模糊與失眠症而感到苦惱。在友人的介紹下，開始服用「健康—U」。從第三個月開始，前述症狀逐漸地好轉，目前，體調、血色良好，不再出現疲勞感。

同時，對工作與家庭都充滿幹勁，讓他感到無比的欣慰。目前，每天都定時地服用

「健康—U」。

身爲妻子的我，也是三個孩子的母親，從一年前開始，罹患身心症與輕度的十二指腸潰瘍，再加上嚴重的失眠症，因此，接受醫院的檢查，但因孩子年幼無人照顧，所以改服「健康—U」，每天飯後服用三顆。

從第二個月開始，各種症狀好轉，並與孩子結伴旅行。不僅如此，便秘也得到改善，目前，過著身心健康的生活。

夫妻每天都離不開「健康—U」，它讓我們重獲光明的人生。

家父（六十歲）從年輕時就大量飲酒，肝功能不佳，長年來經常往返醫院，從半年前開始，我建議他服用「健康—U」，希望家父也能因「健康—U」而得救。

■愛用者體驗談　之五〈中性脂肪、齒槽膿漏〉

拜卵磷脂之賜，使異常增高的「中性脂肪」降為標準值，並且治癒惡性的齒槽膿漏

埼玉縣深谷市　多田　隆（三十四歲・自營業）

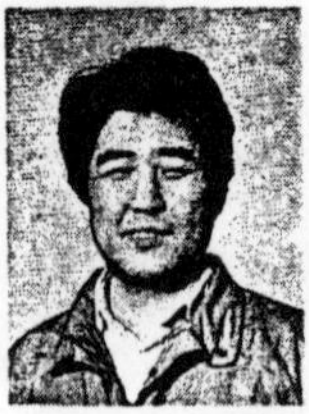

我今年三十四歲，從十五歲開始就罹患齒槽膿漏，等到出現自覺症狀時，已經是到達末期狀態了。

雖然接受牙科治療，卻得不到明確的治療法。我也買了一些有關牙齒的書回家閱讀，並寫信詢問作者有關牙齒的治療法。所得到的回答是：

「造成齒槽膿漏惡化的理由，不只直接來自口中的問題，也可能是內科方面有任何的毛病，因此，最好接受齒科大學詳細的檢查。」

經由血液檢查，似乎找到了原因。那就是「中性脂肪」異常增高（四七四），以及輕度的糖尿病。這些異常，可能從十五歲開始吧！

總覺得喉嚨異常乾渴，起床或睡覺時，尤其是冬天，覺得皮膚異常的乾燥，體重略高於標準體重。雖然還稱不上是疾病，但是從以前開始，就一直擁有慢性的症狀，讓我十分在意。

但是我完全沒有想到這些問題竟然與齒槽膿漏有間接的關係。後來，閱讀關於健康問題的雜誌與書籍，才知道「高脂血症使血液中的黏度增高，血液無法充分送達微血管，微血管密集部分新陳代謝鈍化，尤其集中於顏面，因此，不僅是臉部的皮膚，連口內的牙齒、鼻子、眼睛都會出現異常。」之後，得知卵磷脂能改善症狀，於是開始服用「健康—U」。

我早餐後服用三顆，晚餐後服用二顆。攝取以蔬菜爲主的飲食。洗臉時也充分按摩，兩週內，臉部皮膚良好，產生光澤。

尤其對於中性脂肪具有效果，兩個月前（已經開始服用健康—U），抽血時血中的中性脂肪爲一九七。服用「健康—U」之前，血中中性脂肪爲四七四，這種效果令人吃驚。

中性脂肪的標準值是三〇～一七〇，相信繼續服用「健康—U」，不久之後，中性脂肪即可恢復爲標準值了。此外，齒槽膿漏與牙肉的狀態也大有改善。

對於「健康—U」的效果，我真是銘感肺腑。

■愛用者體驗談　之六〈斑點、雀斑〉

去除臉部的斑點與腰部多餘的脂肪，變得苗條……對於卵磷脂的效果感激不盡

兵庫縣赤穗市　宮田　朋子（三十八歲・主婦）

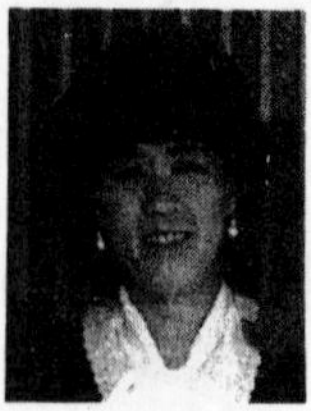

從孩提時代開始，臉部就長滿了雀斑，可能我的體質原本就較容易長斑點吧！但是從一年前開始，雙眼下方與口唇四周出現深色的斑點，顯而易見。

就算塗抹粉底，也好像睡眠不足似地出現黑眼圈，後來，經由閱讀雜誌，知道卵磷脂對於中年期的斑點具有效果，於是，我開始服用「健康—U」。

服用一瓶後，停止一週未再服用，在這一週內，發現臉色逐漸變暗（眼下出現斑點），這時，我更加確認「健康—U」對斑點有效，從此以後，持續地服用。

每天早上連同紅茶一起飲用三顆。

除了斑點以外，在生理期之前，臉部總是出現疙瘩，然目前這種現象一掃而空，腰部兩側的多餘脂肪也去除，擁有美麗的臀形。

同時，雙下巴也逐漸消失了。

這都是仰賴「健康—U」的照顧……。

■愛用者體驗談　之七〈肝病、高血壓〉

長期住院接受治療的肝病與高血壓藉由卵磷脂而治癒，不再成為孩子們的「包袱」，充滿元氣。

兵庫縣多可郡　田中女士（六十二歲．主婦）

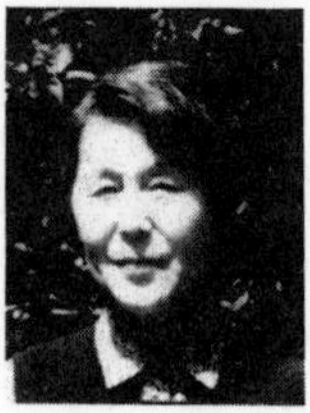

我從一年前開始服用「健康—U」。我因爲罹患肝病而長年出入醫院，後來朋友建議我嘗試「健康—U」的效果。

從此我每天服用，直到現在。

事實上，除了肝病之外，也因爲高血壓，而有動脈硬化之虞。所以，我下定決心要耐心地服用「健康—U」，使血壓恢復正常值。在此之前，血壓爲一七〇～一〇五，非常的高。醫生建議我服用降壓藥，但是我請求醫生讓我再觀察一段時日。畢竟，降壓藥一旦服用，就得終生服用。

爲了得到健康的身體，我也嘗試改善飲食生活與生活習慣。

在家人的協助下，我的身體日益好轉。

目前，我的體調良好。飯後立即服用「健康—U」二顆，並同時服用肝藥。經過六個月以後，血壓爲一六〇～九五，過了一年以後，現在爲一四五～九〇，展現效果。

雖然在這段期間血壓偶而變動，但是大致上維持穩定。目前，我正在努力地讓低血壓更下降一些。

現在，頭昏的症狀得到改善，並且消除便秘，每天舒適地過日。

最近，肝功能變好，身體富有元氣，這都是拜「健康—U」之賜。

今後，我還會藉著服用「健康—U」來維持健康的身體，不使自己成爲孩子們的包袱。

■愛用者體驗談　之八〈膽固醇〉

病弱的我能夠邂逅卵磷脂，實在是太幸運了

長野縣須坂市　土田　富子（五十三歲・公司職員）

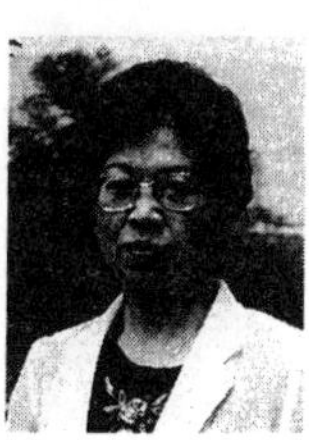

十幾年來，因爲高血壓症而接受醫師的治療。但是，大約在三年前，經由血液檢查，

得知「膽固醇值」過高，從此，飲食受到限制，倍感痛苦。

後來，在朋友的建議下服用大豆製品「健康—U」。早午晚三餐各服用三顆，經過二～三個月後，經由檢查，發現血壓穩定，膽固醇也下降，令醫師不敢置信。

在此之前，因爲末梢血管較細，血液循環不暢，四肢發麻，右後頭部產生鈍痛感，目前完全消失，過著快活的每一天。

「烏鴉會出現不叫的日子，但是妳身體沒有病痛的日子似乎還沒有出現。」丈夫經常這麼調侃我。如此體弱多病的我，服用「健康—U」已經三年了，現在完全判若兩人，非常的健康。即使到了冬天，也不會感冒。

「能邂逅健康—U，實在是太幸運了。」

■愛用者體驗談　之九〈便秘、高血壓〉

在我的介紹下服用健康－U的年輕女性完全判若兩人，身材變得苗條，而我的高血壓與便秘也痊癒

愛知縣稻澤市　花木　律子（七十一歲・無職）

我從一年前開始服用「健康－U」，一日三次，每次兩顆，希望借助其效果能治癒便秘。

令人驚訝的是，從第二天開始，排便順暢，不必再仰賴便秘藥了。

服用一個月後，偏高的血壓下降，逐漸恢復正常。

同時，長年讓我痛苦的腰痛，也得到痊癒。

我親身體驗到「健康－U」的各種效果，因此每天服用。

當然，我也將「健康－U」推薦給身邊的親友。年輕肥胖的女性，也因爲服用「健康－U」而變得苗條。

我的體重也自五六公斤減少爲五〇公斤，體態變得輕盈。今後，我們這些「健康－

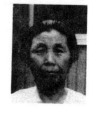

U」的愛用者，仍然會持續地服用。

■愛用者體驗談　之十〈心肌梗塞〉

拜卵磷脂之財，讓我逃脫可怕的心肌梗塞

埼玉縣所澤市　豐岡　吉三郎（七十歲．農業）

年輕時，身體無病無痛，對健康抱持著自信。但是，從三年前開始，覺得胸口鬱悶，容易疲倦，經由醫院檢查，發現心臟孱弱。

持續兩年服用醫院的藥，但到了去年五月，竟然併發狹心症，胸口鬱悶、呼吸困難，多次趴在菜園中。

此外，沐浴或就寢時，經常覺得身體不適，必須要側身而睡，當然也無法工作，再這樣下去，可能會因心肌梗塞而喪命……我內心難安，痛苦地過著每一天。

後來，親友介紹我服用「健康—U」。

每日持續服用，二個月後，胸口不再鬱悶，半年後，恢復健康的身體，令自己與周邊

人都感到不可思議。

具體而言，狹心症不再發作，而以往必須前往醫院抽水的左膝症狀得到改善，泛白發麻的右手食指也復原，排尿順暢，泛紫的指甲變成健康美麗的顏色。我很喜歡旅行，但是在服用「健康—U」之前，只要外出旅行，就會暈車、腸胃不適。而在服用「健康—U」之後，不再出現這些症狀，能夠充分享受旅行之樂。

最近，我與其他五位好友結伴出遊。

晚上，請來按摩師爲我們五人按摩，對於除了我以外的其他四人，按摩師表示他們的肝臟機能不良，而我卻擁有如年輕人一般强健的肝臟，這時，我才將服用「健康—U」之事告訴大家。

雖然知道「健康—U」的好處，但遺憾的是，妻子卻因心肌梗塞而過世。

「如果能夠早點得知心臟功能不良……如果能夠早日邂逅健康—U……」

爲了讓更多的人免於疾病的痛苦，我積極地將「健康—U」推薦給認識的親友。

■愛用者體驗談　之十一〈糖尿病〉

卵磷脂取代無法長時期進行的食物療法，並解救我的糖尿病

東京都清瀨市　小田　馨（五十八歲・公司職員）

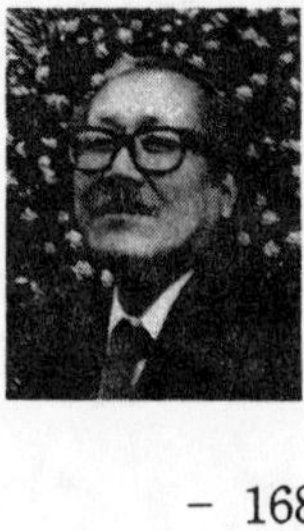

年輕時，身體强健，甚少罹病，只是對身高一六五公分的我而言，七五公斤的體重似乎略胖了些。

十年前，我因交通事故住院時，醫生診斷我罹患糖尿病。出院後，接受附近醫院的檢查，也確實證明罹患糖尿病。從此以後，開始採行食物療法，一日熱量限制在一二〇〇卡路里左右。

每天的飲食內容都要加以記錄，並且計算熱量，但並未出現任何的變化或自覺症狀。「一日攝取一二〇〇卡路里的熱量」，說來容易，卻不易辦到，後來中途放棄。

結果，糖尿病逐漸地惡化，上班時感覺疲勞萬分，口渴異常。

因爲没有出現自覺症狀，所以並不了解糖尿病的可怕性。血糖值上昇爲二五〇～三〇

○，直到出現自覺症狀，我才知道要認真尋求對策了。

與醫生商量後，醫生仍然建議我實行「一二○○卡路里的食物療法」，但是由於耐力不足，而另謀對策。

最初嘗試漢方藥，服用三個月後，口渴症狀得到改善。但是，仍嫌煎藥麻煩，而想嘗試其他的療法。就在這時，我從雜誌上得知「健康—U」的療法。

一言以蔽之，「健康—U」的最大效果，就是「淨化血液」，一旦淨化血液，就能夠淨化內臟。於是，我立刻實行。最初的一週內，每天服用三顆，從第二週起，每天服用六顆。

三個月後出現效果。不再殘留疲勞感，口渴症狀減輕。這時，我深深地感覺到「健康—U」的神奇效果。

隨著持續服用「健康—U」，體調變好，肩膀酸痛一掃而空。同時，由於血糖值下降爲一五○，使得成爲問題的糖尿病逐漸好轉。

目前，體重減輕十三公斤，對於「健康—U」的效果，我真是十二萬分的感謝。

我現在隨身攜帶「健康—U」。由於親身體驗它的偉大效果，因此，我也希望更多的人能因「健康－U」而得救。

■愛用者體驗談　之十二〈痛風〉

卵磷脂使我從有如「地獄般痛苦」的痛風中獲得解脫

東京都國立市　吉川　忠明（五十八歲・公司職員）

痛風的痛苦，至今回想起來，仍令人毛骨悚然。

因爲工作上的關係，應酬、外食的機會很多。從三年前的九月開始，右腳拇趾出現疼痛感。

但由於放任不管，使得整個拇趾紅腫，出現劇痛，甚至無法步行，只要稍微碰觸，就痛得令人哀嚎。

後來，接受醫院的檢查，證明是痛風。正常時，血清一○○毫升的血液中尿酸值是男性三・九～七・九毫克，女性二・六～六・○毫克。但是，我的尿酸值卻達到一四毫克。

雖然醫生建議我住院，不過，礙於工作關係，只好在自宅靜養，依照醫生的指示戒煙，避免過食，減少動物性食品的攝取，並且服用院方所開的藥。

經過二十天左右，腫脹與疼痛更爲惡化。在我絕望之際，朋友介紹我服用「健康—U」。

「我也有過痛風的經驗，藉此能降低血中的尿酸濃度，亦即能夠淨化血液。通常一天服用五～六顆，但是，你可以採用大量療法，持續服用一倍的量。我就是利用這種方法，在短時間內使腫脹與疼痛消除。」

朋友送給我三瓶二〇〇粒裝的「健康—U」。

我一日三次，每次服用五顆，一日服用十五顆，持續服用一週後，疼痛與腫脹都大幅地好轉，讓人難以置信。

服用一瓶半之後，能夠穿鞋，第二瓶未服用完之前，幾乎已經完全復原。

這時，我才體會到「健康始於乾淨的血液……」。從此之後，每天都服用「健康—U」，當然，也不再出現痛風的症狀。

■愛用者體驗談　之十三〈脫髮〉

卵磷脂使我的頭髮再生，且變得烏黑亮麗

東京都日野市　黑田　明代（四十三歲・職員）

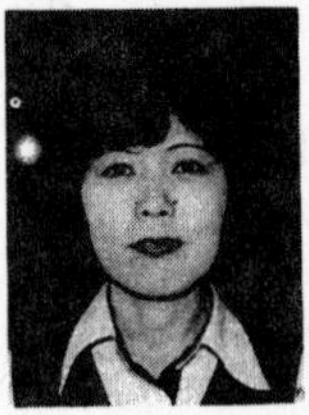

四年前的秋天，頭髮不斷地掉落，有如枯葉落地一般，讓人憂心不已。眼見頭髮日益稀疏，於是——趕緊接受皮膚科的治療，並且服用中藥。但是，效果不彰，連醫生都叫我要放棄。這使我陷入神經衰弱的狀態。

後來，從某報紙上看到大野秀隆博士的報導，於是，接受大野博士的指導，每天持續服用六顆「健康—U」。「健康—U」是我的基本食物，至今我仍然服用。藉著「健康—U」的效果，掉髮現象變得不明顯。最近，朋友甚至誇羨我擁有一頭烏黑亮麗的秀髮呢！

在頭髮恢復健康的同時，我驚異到體質完全得到改善。昔日因低血壓而手腳經常冰冷，但是目前擁有溫暖的四肢。

我相信只要持續服用，一定能夠奏效，確保健康。

最後，我想說的是，服用「健康—U」，能使我們的身體活性化，青春永駐。

■愛用者體驗談　之十四〈貧血、腎臟病〉

借助卵磷脂而擊退貧血與慢性腎炎，恢復元氣

廣島縣廣島市　若山　奈美江（二十四歲・自由業）

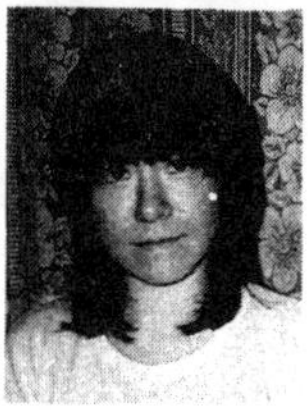

服用「健康—U」已有一年的時間，對其效果，真是既驚訝又感謝。

事實上，自兩年前冬天捐血以後，我就罹患貧血，血液比重爲一・〇四六以下，無法恢復爲以前健康時的一・〇五四，在一年二個月內，臉色蒼白，身體虛弱。

血壓也出現異常值（高血壓一五〇，低血壓九五）。當時，我才二十二歲，卻經常感覺疲勞、缺乏耐性、體質虛弱。尤其對於低血壓的九五感到不安。另外，也罹患輕度的慢性腎炎。經由尿液檢查，發現尿中混雜著蛋白質與血液。一餐不吃，就會引起腦貧血，即使在夏日夜半，也會因爲四肢冰冷而難以成眠。

在我迷惘之際，從雜誌上得到「健康—U」的消息，並且嘗試服用。

每餐飯後服用三顆，一天服用九顆。經過二個月以後，體重從五一公斤減爲四七公斤（身高一五〇公分），肌膚血色良好，體調正常。接受血液檢查，證明血液比重恢復爲原來的一．〇五四。血壓也降爲一一二～七一，恢復正常，終於能夠再度捐血。

我並沒有特別改善飲食生活，也並未藉著運動等來鍛鍊身體，只是服用二個月的「健康—U」而已。對其效果的神奇，是勿庸置疑的。

其後雖然數度捐血，但數值都很正常。五個月後經由檢查，發現尿液中不再摻雜蛋白與血液，慢性腎炎痊癒。

我確信這是「健康—U」的效果，但因不明其發生作用的結構，所以也無法向醫生說明。

另外，四肢冰冷的症狀也獲得改善。服用「健康—U」一個月以後，原本燙傷的疤痕（四公分×五公分的濃褐色斑點）變得不明顯，到了夏天，終於能穿無袖衣服了。

（這位小姐後來又來信告知拜「健康—U」之賜，其父的疾病完全復原。在此，也順便介紹她的感謝信。）

■愛用者體驗談　之十五〈胃潰瘍及其他〉

堪稱「疾病百貨店」的父親，拜卵磷脂之賜而復原

廣島縣廣島市　若山　奈美江（二十四歲・自由業）

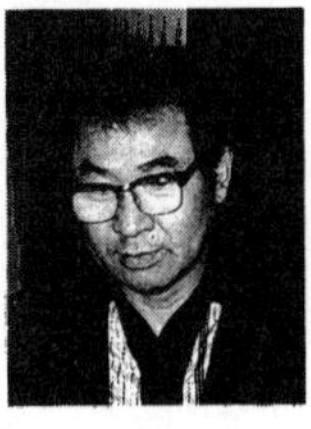

現在仍然每天服用「健康—U」，過著對健康充滿自信的日子，真是感激萬分。

先前我曾來信致謝，現在因爲家父的病情也得到改善，所以我還想再度地表達內心的感想與感謝之意。

家父罹患各種慢性病，今年五十三歲的他，從三十幾歲時，就爲各種疾病所苦，直到今日。

疾病包括胃潰瘍、糖尿病、神經痛、糖尿病性腎不全（面臨洗腎的惡劣狀態）、心臟病、肝病、眼底出血（眼睛模糊、視力極差）、前列腺肥大、便秘、痔瘡、貧血……所有的內臟都遭到病魔所侵襲。

去年十一月，接受胃的定期檢查後，發現有嚴重的高血壓（二一〇～一一〇），立即

住院。十天後，醫生宣告家父羅患胃癌。

後來，再度檢查，發現原來是誤診，這才讓大家鬆了一口氣。

從這時候開始，我讓父親每天服用十五顆「健康—U」。造影劑會對腎臟與其他的器官造成不良的影響。雖然對於健康人的臟器不會造成任何的影響，然一旦血管出現問題，血液黏性增强，臟器脆弱時，就會導致半身不遂，或像父親這樣，出現停尿的症狀。不過，一旦注射强力的利尿劑，就會產生副作用（頭痛、噁心），但一定要使尿排出，才能免除洗腎的危機。

持續服用「健康—U」兩週後，羅患胃潰瘍的父親，症狀逐漸好轉。一個月後接受胃鏡檢查，發現潰瘍的痕跡消失得無影無蹤，「健康—U」的神奇效果，實在令人讚嘆。

到底是什麼構造對胃有效，我們這些外行人是不了解的。不過，我確認這是由於「健康—U」之賜。

原本會引起起立性昏眩的貧血症狀也好轉了。最近，父親能充滿元氣地步行，家中充斥喜悅之聲。

最令人感到欣慰的是，曾經高達四〇〇以上的血糖值，現在降爲一〇〇左右。這都是拜「健康—U」之賜。

另外，排便變得順暢，血壓穩定，目前爲一四〇～八五，身體不易疲倦，假日一到，就想要外出，這是以前不曾出現的事情……。

真是非常感謝，希望同病相憐者也能夠因「健康—U」而得救。

附帶說明，家父一日服用五次（早晚與三餐後），每次四顆。

■愛用者體驗談　之十六〈中性脂肪〉

服用卵磷脂一個月後，中性脂肪減少，令人驚訝

東京都世田谷區　山路　三郎（六十一歲・公司職員）

長年以來中性脂肪偏高，每個月定期接受醫院的檢查，雖然遵從醫生的指示實行食物療法與運動療法，但是症狀不見改善。

一九九一年六月，在朋友的推薦下，嘗試使用「健康—U」，希望能夠藉此降低中性

脂肪。早、午、晚各服用三顆，一日服用九顆。

一九九一年元月十四日接受檢查，中性脂肪達一〇三七，到了七月十六日再度接受檢查時，一舉降為二四二。

不僅是我，連醫生也嘖嘖稱奇。五、六年來一直維持在一〇〇〇前後令人擔心的數值，服用一個月的「健康─U」之後，竟然就降為正常值左右，真令人欣慰。

與我同病相憐者，不妨也嘗試「健康─U」的效果。今後，我仍將藉著繼續服用「健康─U」來預防成人病。

結　語

健康法——要加以舉例，可說是不勝枚舉，甚至可以說一百個人就有一百種健康法。當然，這也是由於「半健康時代」所造成的潮流。然而，要找到適合自己的健康法，並不容易。

健康法的目的，在於「健康長生，得享天壽」。如果不是能在五十、六十歲遠離會縮短生命的疾病之健康法，那就不具任何意義了。就真正的意義來說，不會造成腦中風、心肌梗塞、心臟功能不全、癌症、老人痴呆、纏綿病榻老人，以及成爲這些疾病根源的高血壓、糖尿病的健康法，才是「真正的健康法」。

人類不論活到四十、五十或六十歲，體內的細胞、組織、臟器、血液、血管等都會積存污垢、生鏽，這是理所當然之事。一旦這些不良物質長年累積，就可能罹患縮短壽命的疾病。這些壞物質的根源，就是多餘的膽固醇、中性脂肪，或是油變性等過氧化脂質。

因此，人類到了四十、五十歲時，就要進行體內「大掃除」，去除污垢或生鏽，使六

○兆個細胞賦予活力，淨化血液，如此就能夠治療糖尿病、痛風等疾病。亦即使身體與生俱來的自然治癒力活潑。

這個健康法，就是『純粹卵磷脂健康法』，亦即『健康—U健康法』。

糖尿病或痛風，是需要持續治療一輩子的疾病。然而，不要一味消極地採用食物療法，而要更積存地採用「健康—U健康法」，以杜絕疾病的根源。

本書的叙述稍嫌理論些，但是，健康則是靠九成以上的理論才能解決。不要管傳統數千來的方法爲何，問題在於要找到適合自己的健康法。

請細加思索之後再付諸行動吧！

大展出版社有限公司　圖書日錄

地址：台北市北投區11204
致遠一路二段12巷1號
電話：(02) 8236031
8236033
郵撥：0166955～1
傳眞：(02) 8272069

・法律專欄連載・電腦編號 58

台大法學院　法律學系／策劃
法律服務社／編著

①別讓您的權利睡著了①	200元
②別讓您的權利睡著了②	200元

・秘傳占卜系列・電腦編號 14

①手相術	淺野八郎著	150元
②人相術	淺野八郎著	150元
③西洋占星術	淺野八郎著	150元
④中國神奇占卜	淺野八郎著	150元
⑤夢判斷	淺野八郎著	150元
⑥前世、來世占卜	淺野八郎著	150元
⑦法國式血型學	淺野八郎著	150元
⑧靈感、符咒學	淺野八郎著	150元
⑨紙牌占卜學	淺野八郎著	150元
⑩ＥＳＰ超能力占卜	淺野八郎著	150元
⑪猶太數的秘術	淺野八郎著	150元
⑫新心理測驗	淺野八郎著	160元

・趣味心理講座・電腦編號 15

①性格測驗１	探索男與女	淺野八郎著	140元
②性格測驗２	透視人心奧秘	淺野八郎著	140元
③性格測驗３	發現陌生的自己	淺野八郎著	140元
④性格測驗４	發現你的真面目	淺野八郎著	140元
⑤性格測驗５	讓你們吃驚	淺野八郎著	140元
⑥性格測驗６	洞穿心理盲點	淺野八郎著	140元
⑦性格測驗７	探索對方心理	淺野八郎著	140元
⑧性格測驗８	由吃認識自己	淺野八郎著	140元
⑨性格測驗９	戀愛知多少	淺野八郎著	140元

⑩性格測驗10　由裝扮瞭解人心　淺野八郎著　140元
⑪性格測驗11　敲開內心玄機　淺野八郎著　140元
⑫性格測驗12　透視你的未來　淺野八郎著　140元
⑬血型與你的一生　淺野八郎著　140元
⑭趣味推理遊戲　淺野八郎著　140元

・婦 幼 天 地・電腦編號 16

①八萬人減肥成果　黃靜香譯　150元
②三分鐘減肥體操　楊鴻儒譯　150元
③窈窕淑女美髮秘訣　柯素娥譯　130元
④使妳更迷人　成　玉譯　130元
⑤女性的更年期　官舒妍編譯　160元
⑥胎內育兒法　李玉瓊編譯　150元
⑦早產兒袋鼠式護理　唐岱蘭譯　200元
⑧初次懷孕與生產　婦幼天地編譯組　180元
⑨初次育兒12個月　婦幼天地編譯組　180元
⑩斷乳食與幼兒食　婦幼天地編譯組　180元
⑪培養幼兒能力與性向　婦幼天地編譯組　180元
⑫培養幼兒創造力的玩具與遊戲　婦幼天地編譯組　180元
⑬幼兒的症狀與疾病　婦幼天地編譯組　180元
⑭腿部苗條健美法　婦幼天地編譯組　150元
⑮女性腰痛別忽視　婦幼天地編譯組　150元
⑯舒展身心體操術　李玉瓊編譯　130元
⑰三分鐘臉部體操　趙薇妮著　160元
⑱生動的笑容表情術　趙薇妮著　160元
⑲心曠神怡減肥法　川津祐介著　130元
⑳內衣使妳更美麗　陳玄茹譯　130元
㉑瑜伽美姿美容　黃靜香編著　150元
㉒高雅女性裝扮學　陳珮玲譯　180元
㉓蠶糞肌膚美顏法　坂梨秀子著　160元
㉔認識妳的身體　李玉瓊譯　160元
㉕產後恢復苗條體態　居理安・芙萊喬著　200元
㉖正確護髮美容法　山崎伊久江著　180元

・青 春 天 地・電腦編號 17

①A血型與星座　柯素娥編譯　120元
②B血型與星座　柯素娥編譯　120元
③O血型與星座　柯素娥編譯　120元
④AB血型與星座　柯素娥編譯　120元

⑤青春期性教室	呂貴嵐編譯	130元
⑥事半功倍讀書法	王毅希編譯	150元
⑦難解數學破題	宋釗宜編譯	130元
⑧速算解題技巧	宋釗宜編譯	130元
⑨小論文寫作秘訣	林顯茂編譯	120元
⑪中學生野外遊戲	熊谷康編著	120元
⑫恐怖極短篇	柯素娥編譯	130元
⑬恐怖夜話	小毛驢編譯	130元
⑭恐怖幽默短篇	小毛驢編譯	120元
⑮黑色幽默短篇	小毛驢編譯	120元
⑯靈異怪談	小毛驢編譯	130元
⑰錯覺遊戲	小毛驢編譯	130元
⑱整人遊戲	小毛驢編譯	150元
⑲有趣的超常識	柯素娥編譯	130元
⑳哦！原來如此	林慶旺編譯	130元
㉑趣味競賽100種	劉名揚編譯	120元
㉒數學謎題入門	宋釗宜編譯	150元
㉓數學謎題解析	宋釗宜編譯	150元
㉔透視男女心理	林慶旺編譯	120元
㉕少女情懷的自白	李桂蘭編譯	120元
㉖由兄弟姊妹看命運	李玉瓊編譯	130元
㉗趣味的科學魔術	林慶旺編譯	150元
㉘趣味的心理實驗室	李燕玲編譯	150元
㉙愛與性心理測驗	小毛驢編譯	130元
㉚刑案推理解謎	小毛驢編譯	130元
㉛偵探常識推理	小毛驢編譯	130元
㉜偵探常識解謎	小毛驢編譯	130元
㉝偵探推理遊戲	小毛驢編譯	130元
㉞趣味的超魔術	廖玉山編著	150元
㉟趣味的珍奇發明	柯素娥編著	150元
㊱登山用具與技巧	陳瑞菊編著	150元

•健 康 天 地• 電腦編號 18

①壓力的預防與治療	柯素娥編譯	130元
②超科學氣的魔力	柯素娥編譯	130元
③尿療法治病的神奇	中尾良一著	130元
④鐵證如山的尿療法奇蹟	廖玉山譯	120元
⑤一日斷食健康法	葉慈容編譯	120元
⑥胃部強健法	陳炳崑譯	120元
⑦癌症早期檢查法	廖松濤譯	130元

⑧老人痴呆症防止法	柯素娥編譯	130元
⑨松葉汁健康飲料	陳麗芬編譯	130元
⑩揉肚臍健康法	永井秋夫著	150元
⑪過勞死、猝死的預防	卓秀貞編譯	130元
⑫高血壓治療與飲食	藤山順豐著	150元
⑬老人看護指南	柯素娥編譯	150元
⑭美容外科淺談	楊啟宏著	150元
⑮美容外科新境界	楊啟宏著	150元
⑯鹽是天然的醫生	西英司郎著	140元
⑰年輕十歲不是夢	梁瑞麟譯	200元
⑱茶料理治百病	桑野和民著	180元
⑲綠茶治病寶典	桑野和民著	150元
⑳杜仲茶養顏減肥法	西田博著	150元
㉑蜂膠驚人療效	瀨長良三郎著	150元
㉒蜂膠治百病	瀨長良三郎著	150元
㉓醫藥與生活	鄭炳全著	160元
㉔鈣長生寶典	落合敏著	180元
㉕大蒜長生寶典	木下繁太郎著	160元
㉖居家自我健康檢查	石川恭三著	160元
㉗永恒的健康人生	李秀鈴譯	200元
㉘大豆卵磷脂長生寶典	劉雪卿譯	150元
㉙芳香療法	梁艾琳譯	160元
㉚醋長生寶典	柯素娥譯	元

・實用女性學講座・電腦編號 19

①解讀女性內心世界	島田一男著	150元
②塑造成熟的女性	島田一男著	150元
③女性整體裝扮學	黃靜香編著	180元
④職業婦女禮儀	黃靜香編著	180元

・校 園 系 列・電腦編號 20

①讀書集中術	多湖輝著	150元
②應考的訣竅	多湖輝著	150元
③輕鬆讀書贏得聯考	多湖輝著	150元
④讀書記憶秘訣	多湖輝著	150元
⑤視力恢復！超速讀術	江錦雲譯	180元

・實用心理學講座・電腦編號 21

①拆穿欺騙伎倆	多湖輝著	140元
②創造好構想	多湖輝著	140元
③面對面心理術	多湖輝著	140元
④僞裝心理術	多湖輝著	140元
⑤透視人性弱點	多湖輝著	140元
⑥自我表現術	多湖輝著	150元
⑦不可思議的人性心理	多湖輝著	150元
⑧催眠術入門	多湖輝著	150元
⑨責罵部屬的藝術	多湖輝著	150元
⑩精神力	多湖輝著	150元
⑪厚黑說服術	多湖輝著	150元
⑫集中力	多湖輝著	150元
⑬構想力	多湖輝著	150元
⑭深層心理術	多湖輝著	160元
⑮深層語言術	多湖輝著	160元
⑯深層說服術	多湖輝著	180元
⑰潛在心理術	多湖輝著	160元

・超現實心理講座・電腦編號 22

①超意識覺醒法	詹蔚芬編譯	130元
②護摩秘法與人生	劉名揚編譯	130元
③秘法！超級仙術入門	陸　明譯	150元
④給地球人的訊息	柯素娥編著	150元
⑤密教的神通力	劉名揚編著	130元
⑥神秘奇妙的世界	平川陽一著	180元
⑦地球文明的超革命	吳秋嬌譯	200元
⑧力量石的秘密	吳秋嬌譯	180元

・養 生 保 健・電腦編號 23

①醫療養生氣功	黃孝寬著	250元
②中國氣功圖譜	余功保著	230元
③少林醫療氣功精粹	井玉蘭著	250元
④龍形實用氣功	吳大才等著	220元
⑤魚戲增視強身氣功	宮　嬰著	220元
⑥嚴新氣功	前新培金著	250元
⑦道家玄牝氣功	張　章著	180元

⑧仙家秘傳袪病功	李遠國著	160元
⑨少林十大健身功	秦慶豐著	180元
⑩中國自控氣功	張明武著	250元
⑪醫療防癌氣功	黃孝寬著	220元
⑫醫療強身氣功	黃孝寬著	220元
⑬醫療點穴氣功	黃孝寬著	220元

•社會人智囊• 電腦編號 24

①糾紛談判術	清水增三著	160元
②創造關鍵術	淺野八郎著	150元
③觀人術	淺野八郎著	180元
④應急詭辯術	廖英迪編著	160元
⑤天才家學習術	木原武一著	160元
⑥猫型狗式鑑人術	淺野八郎著	180元
⑦逆轉運掌握術	淺野八郎著	180元

•精 選 系 列• 電腦編號 25

①毛澤東與鄧小平	渡邊利夫等著	280元
②中國大崩裂		180元

•心 靈 雅 集• 電腦編號 00

①禪言佛語看人生	松濤弘道著	180元
②禪密教的奧秘	葉逯謙譯	120元
③觀音大法力	田口日勝著	120元
④觀音法力的大功德	田口日勝著	120元
⑤達摩禪106智慧	劉華亭編譯	150元
⑥有趣的佛教研究	葉逯謙編譯	120元
⑦夢的開運法	蕭京凌譯	130元
⑧禪學智慧	柯素娥編譯	130元
⑨女性佛教入門	許俐萍譯	110元
⑩佛像小百科	心靈雅集編譯組	130元
⑪佛教小百科趣談	心靈雅集編譯組	120元
⑫佛教小百科漫談	心靈雅集編譯組	150元
⑬佛教知識小百科	心靈雅集編譯組	150元
⑭佛學名言智慧	松濤弘道著	220元
⑮釋迦名言智慧	松濤弘道著	220元
⑯活人禪	平田精耕著	120元
⑰坐禪入門	柯素娥編譯	120元

⑱現代禪悟	柯素娥編譯	130元
⑲道元禪師語錄	心靈雅集編譯組	130元
⑳佛學經典指南	心靈雅集編譯組	130元
㉑何謂「生」　阿含經	心靈雅集編譯組	150元
㉒一切皆空　般若心經	心靈雅集編譯組	150元
㉓超越迷惘　法句經	心靈雅集編譯組	130元
㉔開拓宇宙觀　華嚴經	心靈雅集編譯組	130元
㉕真實之道　法華經	心靈雅集編譯組	130元
㉖自由自在　涅槃經	心靈雅集編譯組	130元
㉗沈默的教示　維摩經	心靈雅集編譯組	150元
㉘開通心眼　佛語佛戒	心靈雅集編譯組	130元
㉙揭秘寶庫　密教經典	心靈雅集編譯組	130元
㉚坐禪與養生	廖松濤譯	110元
㉛釋尊十戒	柯素娥編譯	120元
㉜佛法與神通	劉欣如編著	120元
㉝悟（正法眼藏的世界）	柯素娥編譯	120元
㉞只管打坐	劉欣如編譯	120元
㉟喬答摩・佛陀傳	劉欣如編著	120元
㊱唐玄奘留學記	劉欣如編譯	120元
㊲佛教的人生觀	劉欣如編譯	110元
㊳無門關（上卷）	心靈雅集編譯組	150元
㊴無門關（下卷）	心靈雅集編譯組	150元
㊵業的思想	劉欣如編著	130元
㊶佛法難學嗎	劉欣如著	140元
㊷佛法實用嗎	劉欣如著	140元
㊸佛法殊勝嗎	劉欣如著	140元
㊹因果報應法則	李常傳編	140元
㊺佛教醫學的奧秘	劉欣如編著	150元
㊻紅塵絕唱	海　若著	130元
㊼佛教生活風情	洪丕謨、姜玉珍著	220元
㊽行住坐臥有佛法	劉欣如著	160元
㊾起心動念是佛法	劉欣如著	160元
㊿四字禪語	曹洞宗青年會	200元
(51)妙法蓮華經	劉欣如編著	160元

・經 營 管 理・電腦編號 01

◎創新經營管理六十六大計（精）	蔡弘文編	780元
①如何獲取生意情報	蘇燕謀譯	110元
②經濟常識問答	蘇燕謀譯	130元
③股票致富68秘訣	簡文祥譯	200元

④台灣商戰風雲錄	陳中雄著	120元
⑤推銷大王秘錄	原一平著	180元
⑥新創意・賺大錢	王家成譯	90元
⑦工廠管理新手法	琪 輝著	120元
⑧奇蹟推銷術	蘇燕謀譯	100元
⑨經營參謀	柯順隆譯	120元
⑩美國實業24小時	柯順隆譯	80元
⑪撼動人心的推銷法	原一平著	150元
⑫高竿經營法	蔡弘文編	120元
⑬如何掌握顧客	柯順隆譯	150元
⑭一等一賺錢策略	蔡弘文編	120元
⑯成功經營妙方	鐘文訓著	120元
⑰一流的管理	蔡弘文編	150元
⑱外國人看中韓經濟	劉華亭譯	150元
⑲企業不良幹部群相	琪輝編著	120元
⑳突破商場人際學	林振輝編著	90元
㉑無中生有術	琪輝編著	140元
㉒如何使女人打開錢包	林振輝編著	100元
㉓操縱上司術	邑井操著	90元
㉔小公司經營策略	王嘉誠著	160元
㉕成功的會議技巧	鐘文訓編譯	100元
㉖新時代老闆學	黃柏松編著	100元
㉗如何創造商場智囊團	林振輝編譯	150元
㉘十分鐘推銷術	林振輝編譯	120元
㉙五分鐘育才	黃柏松編譯	100元
㉚成功商場戰術	陸明編譯	100元
㉛商場談話技巧	劉華亭編譯	120元
㉜企業帝王學	鐘文訓譯	90元
㉝自我經濟學	廖松濤編譯	100元
㉞一流的經營	陶田生編著	120元
㉟女性職員管理術	王昭國編譯	120元
㊱ＩＢＭ的人事管理	鐘文訓編譯	150元
㊲現代電腦常識	王昭國編譯	150元
㊳電腦管理的危機	鐘文訓編譯	120元
㊴如何發揮廣告效果	王昭國編譯	150元
㊵最新管理技巧	王昭國編譯	150元
㊶一流推銷術	廖松濤編譯	150元
㊷包裝與促銷技巧	王昭國編譯	130元
㊸企業王國指揮塔	松下幸之助著	120元
㊹企業精銳兵團	松下幸之助著	120元
㊺企業人事管理	松下幸之助著	100元

㊻華僑經商致富術	廖松濤編譯	130元
㊼豐田式銷售技巧	廖松濤編譯	120元
㊽如何掌握銷售技巧	王昭國編著	130元
㊿洞燭機先的經營	鐘文訓編譯	150元
52新世紀的服務業	鐘文訓編譯	100元
53成功的領導者	廖松濤編譯	120元
54女推銷員成功術	李玉瓊編譯	130元
55ＩＢＭ人才培育術	鐘文訓編譯	100元
56企業人自我突破法	黃琪輝編著	150元
58財富開發術	蔡弘文編著	130元
59成功的店舖設計	鐘文訓編著	150元
61企管回春法	蔡弘文編著	130元
62小企業經營指南	鐘文訓編譯	100元
63商場致勝名言	鐘文訓編譯	150元
64迎接商業新時代	廖松濤編譯	100元
66新手股票投資入門	何朝乾　編	180元
67上揚股與下跌股	何朝乾編譯	180元
68股票速成學	何朝乾編譯	180元
69理財與股票投資策略	黃俊豪編著	180元
70黃金投資策略	黃俊豪編著	180元
71厚黑管理學	廖松濤編譯	180元
72股市致勝格言	呂梅莎編譯	180元
73透視西武集團	林谷燁編譯	150元
76巡迴行銷術	陳蒼杰譯	150元
77推銷的魔術	王嘉誠譯	120元
78 60秒指導部屬	周蓮芬編譯	150元
79精銳女推銷員特訓	李玉瓊編譯	130元
80企劃、提案、報告圖表的技巧	鄭　汶　譯	180元
81海外不動產投資	許達守編譯	150元
82八百件的世界策略	李玉瓊譯	150元
83服務業品質管理	吳宜芬譯	180元
84零庫存銷售	黃東謙編譯	150元
85三分鐘推銷管理	劉名揚編譯	150元
86推銷大王奮鬥史	原一平著	150元
87豐田汽車的生產管理	林谷燁編譯	150元

・成功寶庫・電腦編號 02

①上班族交際術	江森滋著	100元
②拍馬屁訣竅	廖玉山編譯	110元
④聽話的藝術	歐陽輝編譯	110元

⑨求職轉業成功術	陳　義編著	110元
⑩上班族禮儀	廖玉山編著	120元
⑪接近心理學	李玉瓊編著	100元
⑫創造自信的新人生	廖松濤編著	120元
⑭上班族如何出人頭地	廖松濤編著	100元
⑮神奇瞬間瞑想法	廖松濤編譯	100元
⑯人生成功之鑰	楊意苓編著	150元
⑱潛在心理術	多湖輝　著	100元
⑲給企業人的諍言	鐘文訓編著	120元
⑳企業家自律訓練法	陳　義編譯	100元
㉑上班族妖怪學	廖松濤編著	100元
㉒猶太人縱橫世界的奇蹟	孟佑政編著	110元
㉓訪問推銷術	黃静香編著	130元
㉕你是上班族中強者	嚴思圖編著	100元
㉖向失敗挑戰	黃静香編著	100元
㉙機智應對術	李玉瓊編著	130元
㉚成功頓悟100則	蕭京凌編譯	130元
㉛掌握好運100則	蕭京凌編譯	110元
㉜知性幽默	李玉瓊編譯	130元
㉝熟記對方絕招	黃静香編譯	100元
㉞男性成功秘訣	陳蒼杰編譯	130元
㊱業務員成功秘方	李玉瓊編著	120元
㊲察言觀色的技巧	劉華亭編著	130元
㊳一流領導力	施義彥編譯	120元
㊴一流說服力	李玉瓊編著	130元
㊵30秒鐘推銷術	廖松濤編譯	150元
㊶猶太成功商法	周蓮芬編譯	120元
㊷尖端時代行銷策略	陳蒼杰編著	100元
㊸顧客管理學	廖松濤編著	100元
㊹如何使對方說Yes	程　羲編著	150元
㊺如何提高工作效率	劉華亭編著	150元
㊼上班族口才學	楊鴻儒譯	120元
㊽上班族新鮮人須知	程　羲編著	120元
㊾如何左右逢源	程　羲編著	130元
㊿語言的心理戰	多湖輝著	130元
51扣人心弦演說術	劉名揚編著	120元
53如何增進記憶力、集中力	廖松濤譯	130元
55性惡企業管理學	陳蒼杰譯	130元
56自我啟發200招	楊鴻儒編著	150元
57做個傑出女職員	劉名揚編著	130元
58靈活的集團營運術	楊鴻儒編著	120元

⑥⓪個案研究活用法	楊鴻儒編著	130元
⑥①企業教育訓練遊戲	楊鴻儒編著	120元
⑥②管理者的智慧	程　義編譯	130元
⑥③做個佼佼管理者	馬筱莉編譯	130元
⑥④智慧型說話技巧	沈永嘉編譯	130元
⑥⑥活用佛學於經營	松濤弘道著	150元
⑥⑦活用禪學於企業	柯素娥編譯	130元
⑥⑧詭辯的智慧	沈永嘉編譯	150元
⑥⑨幽默詭辯術	廖玉山編譯	150元
⑦⓪拿破崙智慧箴言	柯素娥編譯	130元
⑦①自我培育・超越	蕭京凌編譯	150元
⑦④時間即一切	沈永嘉編譯	130元
⑦⑤自我脫胎換骨	柯素娥譯	150元
⑦⑥贏在起跑點—人才培育鐵則	楊鴻儒編譯	150元
⑦⑦做一枚活棋	李玉瓊編譯	130元
⑦⑧面試成功戰略	柯素娥編譯	130元
⑦⑨自我介紹與社交禮儀	柯素娥編譯	150元
⑧⓪說NO的技巧	廖玉山編譯	130元
⑧①瞬間攻破心防法	廖玉山編譯	120元
⑧②改變一生的名言	李玉瓊編譯	130元
⑧③性格性向創前程	楊鴻儒編譯	130元
⑧④訪問行銷新竅門	廖玉山編譯	150元
⑧⑤無所不達的推銷話術	李玉瓊編譯	150元

・處 世 智 慧・電腦編號03

①如何改變你自己	陸明編譯	120元
②人性心理陷阱	多湖輝著	90元
④幽默說話術	林振輝編譯	120元
⑤讀書36計	黃柏松編譯	120元
⑥靈感成功術	譚繼山編譯	80元
⑧扭轉一生的五分鐘	黃柏松編譯	100元
⑨知人、知面、知其心	林振輝譯	110元
⑩現代人的詭計	林振輝譯	100元
⑫如何利用你的時間	蘇遠謀譯	80元
⑬口才必勝術	黃柏松編譯	120元
⑭女性的智慧	譚繼山編譯	90元
⑮如何突破孤獨	張文志編譯	80元
⑯人生的體驗	陸明編譯	80元
⑰微笑社交術	張芳明譯	90元
⑱幽默吹牛術	金子登著	90元

國立中央圖書館出版品預行編目資料

大豆卵磷脂長生寶典/大野秀隆著，劉雪卿譯，
——初版——臺北市，大展，民84
面；　　公分——（健康天地；28）
ISBN　957－557－536－9（平裝）

1.食物治療　2.健康法

418.91　　84007880

ISBN　957-557-536-9

大豆卵磷脂長生寶典

原著者/大野秀隆
編譯者/劉雪卿
發行人/蔡森明
出版者/大展出版社有限公司
社址/台北市北投區（石牌）致遠一路2段12巷1號
電話/（02）8236031·8236033
傳眞/（02）8272069
郵政劃撥/0166955-1
登記證/局版臺業字第2171號

法律顧問/劉鈞男律師
承印者/高星企業有限公司
裝訂/嶸興裝訂有限公司
排版者/宏益電腦排版有限公司
電話/（02）5611592
初版/1995年（民84年）9月
2刷/1995年（民84年）12月
定價/150元